태초건강법

심신치유 편

태초건강법 심신치유 편

초판 1쇄 인쇄 2019년 7월 25일
초판 1쇄 발행 2019년 7월 30일

지은이 박중곤

펴낸이 김연홍
펴낸곳 아라크네

출판등록 1999년 10월 12일 제2-2945호
주소 서울시 마포구 성미산로 187 아라크네빌딩 5층(연남동)
전화 02-334-3887   **팩스** 02-334-2068

ISBN 979-11-5774-638-5 03510

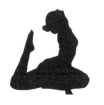

태초건강법

심신치유 편

박중곤 지음

태초부터 전해진 '자율적 치유 프로그램'

우리 몸에는 병이 나면 이를 스스로 고칠 수 있는 '자율적 치유 프로그램'이 내장돼 있다. 태초에 인간의 육체가 탄생할 때 그런 프로그램이 고도로 설계돼 장착된 것으로 보인다. '태초건강법'은 내 안에 잠들어 있는 이 기능을 일깨워 질병을 물리치고 건강을 증진하는 방법이다.

이 건강법은 질병에 대처하는 현대인의 생각과 관점을 180도로 바꿔 놓는다. 통상적으로 사람들은 병에 걸리면 으레 병원을 찾아가 치료받거나 약을 복용해야 한다고 생각한다. 어릴 때부터 어른들 손에 이끌려 병원에 다닌 경험과 보건 교육이 이런 고정관념을 형성했다.

그러나 태초건강법은 사람들이 질병에 걸렸을 때 의사나 약사를 찾는 대신 깊은 휴식 모드에 들어갈 것을 권한다. 이 휴식은 일반적인 휴식과는 성질과 접근 방식이 다르다. 충분한 심신 이완을 통해 의식을 한없이 깊은 내면으로 향하게 하는 것이다. 그렇게 안으로 하염없이 들어가 어떤 심연으로 가라앉으면 그 너머에서 오묘한 치유 에너지가 올라온다.

이 치유 에너지의 성질을 언어로 전달하기란 쉽지 않다. 때로는 부드럽고 잔잔하지만, 어느 때는 날카롭게 찌르거나 전기 자극을 주듯 다가오기도 한다. 또 어느 때는 강한 압박감이나 꽉 잡아 주는 형태로 등장하기도 한다. 뜨뜻하거나 묵직하기도 하고, 때로는 다양한 진동 형태로 발현되기도 한다. 하지만 한 가지 공통점은 있다. 무엇이든 병든 육체를 치유하는 성질이 있다는 점이다. 당사자는 이를 알아차리고 감격하게 된다.

병증이 무거우면 무거울수록 치유 에너지도 강력하게 올라온다. 그 힘을 빌려 치유 작업을 수행하면 된다. 웬만한 질병은 거의 다 이 에너지의 힘으로 약화하거나 물리칠 수 있다.

사람이 유도할 때마다 자율적으로 꾸역꾸역 올라와 질병을 다스리는 이 에너지의 정체는 무엇인가. 그것은 까마득한 과거에 인간의 육체가 설계될 때 그 안에 소프트웨어로 부여됐을 것이란 추측 외에는 더 이상 마땅한 설명을 붙이기 어렵다.

필자는 최초의 인간이 어떻게 지구상에 출현했으며, 어떤 과정을 거쳐 그런 프로그램이 몸에 장착됐는지 알 도리가 없다. 다만 오랫동안 많은 환자를 상담해 치유로 이끄는 과정에서 그 프로그램을 사람마다 지니고 있음을 확인하고 감탄했을 뿐이다.

이 같은 사실 확인은 아이작 뉴턴(Isaac Newton)의 '만유인력 법칙' 발견만큼이나 신선하고 경이로운 것이다. 이는 또한 니콜라스 코페르니쿠스(Nicolaus Copernicus)의 '지동설'처럼 질병 치료의 관점과 방식을 송두리째 바꿔 놓을 수 있는 어떤 사변이다.

현대의학의 거대한 권력 앞에 이 건강법은 초라한 것일 수 있다. 지동설을 주장한 코페르니쿠스처럼 사회적으로 냉담한 반응을 받고 매장될 수도 있다. 하지만 의사들도 막상 이 방법을 배우고 나면 생각이 달라진다. 현대의학이 원천적이며 완벽한 치유를 가져다주는 이 건강법과 달리 많은 한계와 모순을 지닌 것을 알고 고개 숙이게 된다.

물론 자율적 치유 에너지의 발견은 필자가 처음으로 한 것은 아니다. 동서고금을 통해 이런 건강 비밀을 알아차리고 이를 질병 치유에 활용한 사례들이 적지 않다. 인도 요가의 '시체 명상'이나 중국 기공(氣功)의 심신치유 기법들은 그런 대표적 사례들이다. 아쉬운 점은 그런 기법들이 발달한 현대의학의 물리적, 기계적 치료 기술에 밀려 다분히 비과학적인 것으로 치부되고 있다는 점이다. 또 신비주의에 둘러싸여 스스로 현대의학의 제도권 내로 제대로 흡수되지 못하는 것도 한계 요인이다.

나는 이 같은 안타까운 현실을 타파하고 이 뛰어난 방법이 많은 현대인들에게 전달돼 건강의 보검으로 활용될 수 있게 하기 위해 이를 '태초건강법'이란 명칭으로 체계화해 세상에 선보이게 되었다.

태초건강법은 태양처럼 빛나는 내 안의 에너지를 활용하는 색다른 치료법이다. 이는 인종이나 국가, 사회 계층, 빈부, 이데올로기, 종교 등의 차이에 상관없이 누구나 이용할 수 있는 공평한 처방전이라고도 할 수 있다.

현대사회에서 질병으로 고통받는 많은 환자들이 앞으로 이 건강법을 통해 돈 한 푼 들이지 않고도 건강한 육체로 거듭날 수 있기를 간구한다.

2019년 7월

박중곤

제2장 태초건강법 실천 방법

제**3**장 태초건강법 깊이 보기

제4장 태초건강법의 효과 & 특별 치유 사례

제**5**장 치유 대화 & 투병 수기

제<big>1</big>장

원초적 건강의 비밀

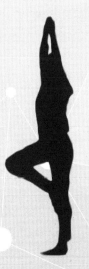

내장된 치유 프로그램

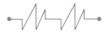

인간의 육체는 질병과 뗄 수 없는 관계다. 유전자 이상으로 인해 태어나면서부터 치료하기 어려운 희귀병에 걸리는가 하면, 성장하면서 각종 전염병과 외상에 시달리기도 한다. 성인이 된 뒤에는 각종 생활습관병이 따라붙어 삶의 질을 떨어뜨리고, 황혼기에 접어들면 각종 노인성 질환이 끈질기게 사람들을 괴롭힌다. 또 여성은 이런저런 부인과 질환으로, 남성은 전립선 등과 관련한 다양한 질환으로 고통받는다. 우리에게 생명이 붙어 있는 한 질병은 그 생명을 꺼트리기 위해 호시탐탐 마수를 느러내며 달려든다.

사람들은 질병을 물리치기 위해 관습적으로 병원과 약국을 찾는다. 몸에 좋은 음식을 먹거나 운동을 하기도 한다. 무엇보다 고도로 발달한 현대 의료산업과 제약산업은 환자로 하여금 병원으로 달려가게 하는 동인(動因)이 되고 있다. 뛰어난 의료기술을 지닌 종합병원 의사와 신약이야말로 자신의 병을 고쳐 주는 구세주이다. 높은 비용을 감수하면서 첨단의료장비에 몸을 맡기고, 수술대 위에 올라가 장기를 들어내는 수술도 마다하지 않는다. 의사의 처방약을 착한 어린이처럼 복용하고, 몸을 보해 주는 한약과 기능성건강식품도 눈에 불을 켜고 쫓아다닌다.

나는 이처럼 의사와 약에 의존하는 현대인들을 볼 때마다 가슴이 답답해지는 것을 어찌할 수 없다. 왜 사람들은 이렇게 타율적 치료에만 매달리는가? 왜 내 안에 위대한 자율적 치유 능력이 있음을 생각지 않는가?

태초부터 인간에게는 병이 나면 이를 스스로 물리칠 수 있는 역량이 내재해 있다. 자신을 내려놓고 내면으로 깊이 들어가 일정 선을 넘으면 어떤 치유의 힘이 전격적으로 올라온다. 그런 힘을 이용한 자율적 치유에 관심 없는 그들을 볼 때마다 안타까움을 금할 수 없다.

물론 나도 과거에는 병이 나면 병원을 들락거리곤 했다. 그러던 어느 날 나는 병원 치료에 큰 회의를 갖게 됐다. 의사들이 치료하지 못하는 질병들이 너무나 많은 것을 알고 난 뒤였다. 우선 나는 보잘 것 없는 이 몸 하나 제대로 고쳐 주지 못하는 의사들을 대할 때마다 속이 상했다. 나는 일반인이 상상하기 어려운 다양한 종류의 질병을 앓았다. 하지만 의사들은 뚜렷한 해법을 내놓지 못하는 경우가 많았고, 그로 인해 길고 긴 신고(辛苦)의 세월을 보내야 했다.

나는 병원에서 해결하지 못한 질병을 몰아내기 위해 별의별 방법들을 다 강구했다. 치료에 도움 되는 건강식품과 약초를 구해 먹었고, 운동도 게을리하지 않았다. 대체의학 세계의 숨은 명의들을 찾아다니기도 했고, 침술과 쑥뜸 기술을 배워 몸에 직접 적용하기도 했다. 허브와 에센셜 오일(향유)을 활용한 아로마테라피(향기치료) 기술을 연마해 이를 몸에 실천하기도 했다. 이런 모든 노력에도 불구하고 질병 치료는 답보 상태에 머물러 있었다.

그러던 차에 내가 알게 된 것이 바로 이 책에 기술한 건강법이다. 나는 우연한 기회에 인간의 몸에 뛰어난 치유 프로그램이 내장돼 있다는 사실을 알게 되었다. 나는 그것을 작동시키기 위해 심신을 충분히 이완하고 내면세계로 깊이깊이 들어갔다. 그렇게 깊숙이 몰입하여 어떤 임계치를 넘어서자 그 전에 체험하지 못한 특이한 힘이 강력하게 솟아올라 왔다.

나는 당황하고 놀라지 않을 수 없었다. 내면에서 전격적으로 올라오는 이 힘은 무엇인가. 내가 작위적으로 그다지 애쓰지 않는데도 자율적으로 충만하게 솟구치는 이 힘의 원천은 어디에 있는가. 나는 의문부호를 떠올리며 매일같이 기쁜 마음으로 그 힘을 맞이했다.

그 힘은 때론 뜨뜻한 느낌이나 묵직한 기운 형태로, 혹은 진동이나 전율감의 형태로 다가왔다. 그 힘은 병증이나 통증이 몰려 있는 곳에서 집중적으로 올라오는 것을 느낄 수 있었다. 나는 온 정성을 다해 그 힘을 키웠다. 그러고는 그 힘을 앞세워 통증과 병증을 밀어내 보았다. 그러사 통증과 병증은 눈넝이가 따스한 봄 햇살에 녹듯 점차 사라져 버렸다. 난생 처음 겪는 신기한 체험이었다.

그 후 여러 날에 걸쳐 비슷한 방법으로 통증과 병증을 해소할 수 있었다. 또한 몸 한쪽에서 일어난 그 힘을 전신으로 확산시켜 다른 부위의 병증과 통증을 잡는데도 유효적절하게 활용할 수 있었다.

나는 이런 과정을 거치는 동안 몸이 놀랄 만큼 건강해진 것을 확인할 수 있었다. 그동안 끈질기게 따라다니던 각종 난치병들이 의외로 손쉽게 치료되는 것을 느끼고 탄복하지 않을 수 없었다. 그 과정에서 몸에서 전격적으로 올라오는 이 힘이야말로 최고의 치유 에너지임을 깨달을 수 있었다.

그 뒤로도 병마가 덮칠 때마다 나는 이 치유 에너지의 도움을 받곤 했다. 예를 들어 토사곽란이 일어나면 나는 소파에 몸을 깊이 묻고 내면으로 들어간다. 거기서 치유 에너지를 밀밀하게 길어 올려 그 힘으로 뒤집어진 위장을 위무한다. 일정 시간 이 작업을 지속하노라면 어느덧 폭풍이 가라앉고 위장이 편안해진다. 보통 사람들이 병원 응급실이나 약국으로 달려가는 사이에 나는 내면의 의사를 깨워 간편하게 치료를 끝낸다.

갑작스럽게 혈압이 오르면 어깨와 뒷목이 무겁고 전신에서 힘이 빠지며 맥이 풀린다. 나는 이럴 때 편안한 곳에 앉거나 누워 몸의 힘을 쭉 빼고 치유의 힘을 부른다. 그러면 그 힘은 불편감이 느껴지는 뒷목과 어깨에 달라붙어 탁기를 몰아낸다. 그 힘은 전신으로도 확산돼 맥없이 축 늘어진 몸에 원기를 부여한다. 이렇게 하면 내 몸에 달라붙어 있던 이상야릇한 압력이 사라지며 혈압이 정상치를 되찾는다.

무릎이나 발목 관절에 이상이 나타나면 문제 부위로 그 힘을 쭉쭉 밀고 들어간다. 그러면 관절 마디에 매우 시원한 느낌이 관통한다. 이때 관절을 비틀어 주면 뿌드득거리는 소리와 함께 불편감과 통증이 빠져나간다. 또 대장 기능이 무력화되었을 땐 문제 부위로 그 힘을 밀고 들어가 작업하면 어느새 정장(整腸) 작용이 활발히 일어나 증상이 다스려진 것을 느끼게 된다.

나는 이 같은 자가 치유 방법을 터득한 뒤 이를 혼자만 알고 있기가 아쉬워 주위 사람들에게 전파하기 시작했다. 또 건강연구소를 만들어 운영하면서 연구소를 찾는 환자들에게 기법을 가르쳐 주었다. 환자들은 대부분 현대의학의 치료기술을 맹신하는 상태였기에 가르치기가 쉽지 않았다. 하지만 개중에는 나의 지도를 잘 따라 주어 건강을 획기적으로 개선한 이들이 적지 않다. 그들은 거개가 병원에서 치료를 포기한 이들이다. 개중에는 현역 의사와 한의사 들도 있다.

단언컨대 이 건강법은 종합병원 명의들의 능력을 다 합친 것보다 뛰어난 치유 효과를 가져다준다. 이는 현대의학의 온갖 기술로도 못 고치던 자신의 질병을 이 방법으로 치료한 의사들의 말로도 확인할 수 있다. 어느 의사는 이 기술을 터득해 건강을 증진한 뒤 "이것은 백억 원 이상 값어치 나가는 굉장한 건강법"이라고 칭송했다. 다른 한의사는 "온몸의 막힌 경혈을 한꺼번에 뚫어 전인적, 총체적 치유 효과를 가져다주는 기술"이라며 "지구촌에서 이를 능가하는 건강법은 없을 것 같다"고 말하기도 했다.

나는 이 건강법에 대해 '태초건강법'이란 명칭을 부여했다. 오늘도 병원 치료로 뚜렷한 효과를 보지 못해 방황하는 많은 성인병, 난치병, 유전병, 희귀병 환자들이 연구소를 방문한다. 날마다 그들을 만나 상담해 주고 치유를 지도하는 것이 이미 나의 일상사가 된 지 오래다.

왜 태초건강법인가

그렇다면 어떤 연유로 우리 몸 안에 이런 '자율적 치유 프로그램'이 내장된 것일까? 그리고 현대인들은 어쩌다가 이렇게 좋은 치유 프로그램을 망각하고 병원 치료 등 타율적 치료에만 매달리게 된 것일까?

그동안 필자가 수많은 환자들을 상담한 경험을 바탕으로 설명한다면, 인간은 누구나 이 세상에 태어나면서부터 질병을 스스로 치유할 수 있는 능력을 함께 부여받는 것으로 보인다.

이를 더 거슬러 올라가 설명하면 태초에 인간의 육체가 설계될 때 그 안에 그런 능력이 내장되었던 것으로 판단된다. 하드웨어인 육체에 소프트웨어로서의 자율적 건강법이 깃들어 있었던 것이다.

필자는 인간이 어떻게 하여 지구상에 출현했는지 알지 못한다. 『구약성서』 창세기 편에는 '하느님이 흙먼지로 사람을 빚으시고 그 코에 생명의 숨을 불어넣으시니 사람이 생명체가 되었다'고 기록하고 있다. 이는 인간의 출현에 관한 최초의 기록이라 할 수 있다.

만일 이 기록이 사실이라면 아마 그 무렵부터 자율적 치유 프로그램이 아담과 하와의 몸에 내장돼 오늘의 인류에게까지 전해졌으리란 추론을 가능케 한다.

어찌됐든 이 같은 자율적 치유 역량은 인간에게 원초적으로 깃들어 있었던 것이므로 필자는 이를 '태초건강법'이라고 이름 붙이게 되었다.

태초건강법의 힘은 매우 강력하다. 이 기법으로 웬만한 질병들을 대부분 통제할 수 있다. 물론 유전자 이상으로 인한 일부 희귀병과 외과적으로 고착화된 질병, 전염성 질환 등에는 한계를 드러내는 것도 사실이다. 하지만 현대의 첨단의료장비와 신약으로도 치료하지 못하는 각종 난치병을 어렵지 않게 다스리는 것을 볼 때 경험자는 놀라지 않을 수 없게 된다. 더구나 몸에 여러 가지 질병이 복합돼 있어도 이를 한꺼번에 약화해 제거하는 것을 볼 때는 감탄사가 절로 나오게 된다.

그런데 인간은 어쩌다가 이렇게 좋은 치유 프로그램이 자신에게 깃들어 있음을 깨닫지 못하게 되었나. 그것은 전적으로 발달한 현대의학 때문이라는 생각이다. 현대의학은 물질인 육체의 질병에는 물리적 방법으로 대응해야 한다는 시각이 지배적이다. 물론 최근 들어 심신의학(心身醫學)이 발달하면서 그런 시각에 다소 변화의 흐름이 나타나고 있기는 하지만, 아직까지 물리적 방법을 기반으로 하는 치료 방향에는 큰 변화가 없다.

사람들은 어릴 적부터 병이 나면 부모 손을 잡고 병원에 간다. 거기

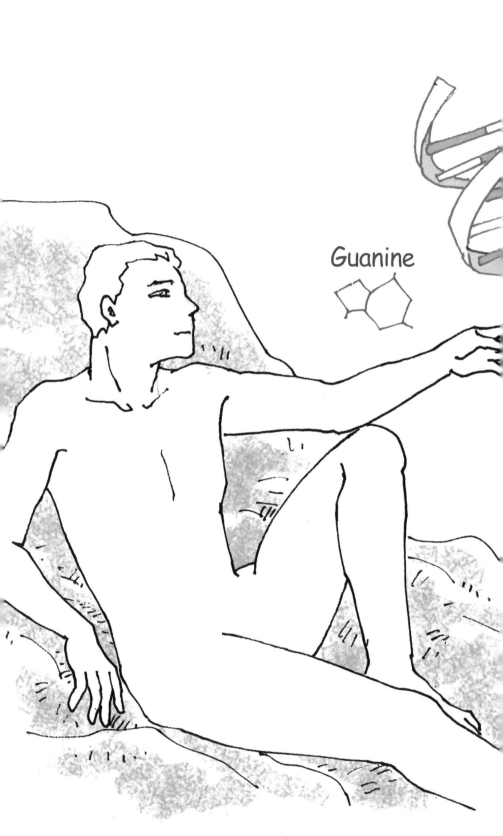

Guanine

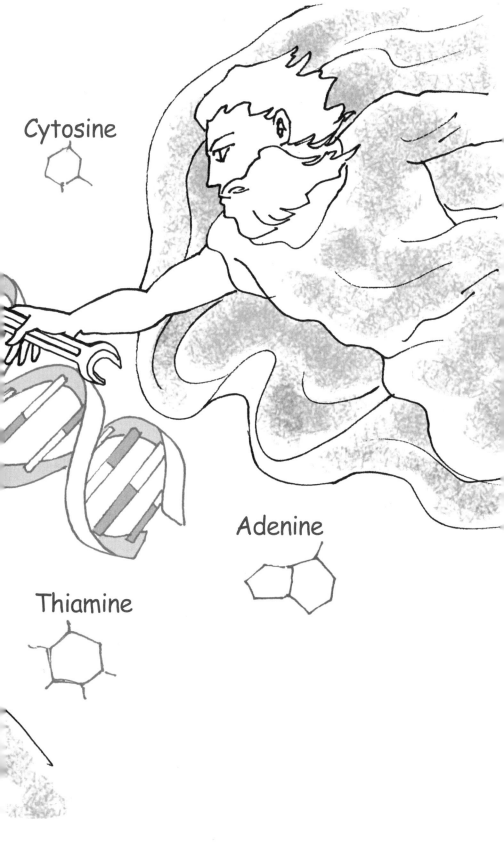

Cytosine

Adenine

Thiamine

서 의사에게 진찰받고 약을 처방받아 복용한다. 아이 때부터의 이 같은 학습효과가 그의 평생을 지배하게 된다. 더욱이 이제는 자본주의 사회의 병원 시스템이 전 세계를 지배해 사람들은 더 이상 다른 생각을 할 겨를이 없게 되었다. 질병을 다른 방법으로 고치려 하면 이상한 사람으로 비칠 수밖에 없는 세상이 되어 버렸다.

그러나 이제부터는 사람들에게서 질병 치료에 대한 사고의 일대 전환이 일어나야 한다고 본다. 왜냐하면 현대의 수많은 첨단의료장비와, 고도의 의료기술과, 신약으로도 고치지 못하는 질병들이 너무 많기 때문이다. 돈은 돈대로 많이 들고 몸은 몸대로 고생하는데 치료의 답이 나오지 않는다면 이를 진정한 의학이라고 할 수 있는가.

반면에 태초건강법은 돈 한 푼 들이지 않고도 육체에 나타나는 대부분의 질병을 다스릴 수 있다는 것이 큰 장점이다. 몸에 10~20가지 질환이 겹쳤더라도 이들을 총체적으로 제어할 수 있다. 왜냐하면 이는 질병들을 통찰력 있게 바라보고 전인적으로 대처해 스스로 치유하기 때문이다. 또 돈 한 푼 들어가지 않는 이유는 물질적 수단을 전혀 사용하지 않고 오로지 마음의 작용만으로 고칠 수 있기 때문이다.

태초건강법은 인류가 오늘날에 이르러 거의 잃어버린 '하늘의 치료법'이다. 그러나 우리가 이를 완전히 상실한 것은 아니다. 내 몸 안에 깃들어 있는데 현대의학의 치료기술을 맹목적으로 추종하다 보니 미처 깨닫지 못한 것이다. 따라서 내 안의 치유 프로그램을 꺼내 가동하는 일을 서둘러야 한다. 병원에서 돈 잃고 몸 못 고치는 불행을 더 이상 겪지 않기 위해서 말이다.

태초건강법의 기본 원리

우리가 살아가는 이 세계에는 눈에 보이지 않는 질서가 존재한다. 태양계를 포함하는 광활한 우주는 코스모스 그 자체이다. 수많은 별들이 우주의 한 부분들로서 질서 있는 운행을 거듭한다. 인간의 육체도 우주의 작은 부분이다. 그런 만큼 우리 몸 안에도 질서와 조화가 깃들어 있다. 참된 질서와 조화는 건강으로 직결된다.

그러나 질서와 조화가 깨지면 질병이 달려든다. 무질서와 부조화는 코스모스에서 카오스로 넘어갔다는 반증이다. 따라서 건강을 되찾기 위해서는 신체의 조화와 질서를 회복하는 작업을 서둘러야 한다.

우리가 자아와 이기심을 내려놓고 깊은 내면으로 들어가 사랑과 감사와 겸손으로 충만하면 심신이 우주적 질서 속에 편입된다. 이때 작동하는 것이 내 안의 자율적 치유 프로그램이다. 이 프로그램이 원활히 작동하면 카오스로 기울었던 우리 몸은 우주적 코스모스로 복귀한다. 즉, 참된 질서와 조화를 회복하면서 잃었던 건강을 되찾게 된다.

이 건강법의 기본 원리는 이렇듯 신체가 질서와 조화로 가득 차게 하기 위해 내 안의 자율적인 치유 프로그램을 원활히 작동시키는 것이다. 이를 위해 후에 기술하게 되는 '심신 이완' 및 '마음약 복용' 등을 통해 몸 안에서 본능적인 생명 활동이 꿈틀거리게 하는 것이다.

이러한 목표 달성을 위해 뇌 심부를 자극하고, 부교감신경의 기능을 항진하며, 호르몬과 신경전달물질의 작용을 원활히 하고, 아기와 같은 상태로 돌아가는 등의 노력을 강구해 주어야 한다. 이는 태초건강법을 작동시키기 위한 기본 원리들이다. 물질 약이 아닌, 마음의 작용만으로도 이 모든 일이 가능해진다.

• 뇌 심부를 활성화한다

태초건강법은 뇌 심부(深部)의 기능을 활성화해 치유 에너지 유도를 촉진하는 것이다. 뇌 심부는 뇌 깊은 곳에 콘 형태의 아이스크림처럼 자리 잡은 부분을 말한다. 해부학적으로 간뇌, 뇌하수체 및 뇌간이 이에 해당한다. 주로 인간의 본능 및 생명 활동을 주관하는 부위다. 이와 달리 뇌 심부를 두툼하게 둘러싸고 있는 대뇌는 이성적 판단을 관장한다.

간뇌와 뇌하수체는 호르몬과 감정, 기억 등을 조절하는 뇌 중앙의 부위들이다. 간뇌는 시상과 시상하부로 구성돼 있는데, 이 중 특히 시상하부는 자율신경계의 중추로서 체온, 수면, 식욕, 갈증, 하루 주기

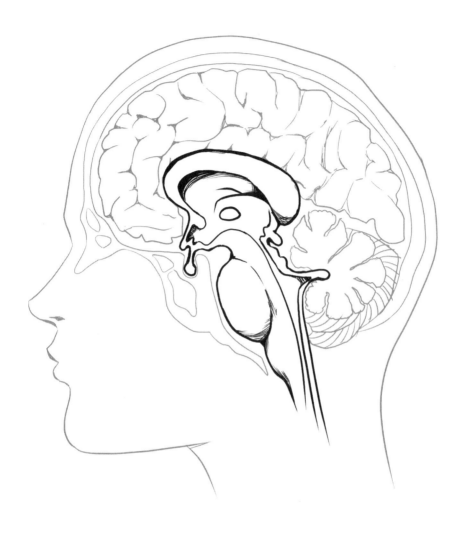

리듬 등 일상의 신진대사 유지에 관여한다. 또 각종 호르몬 분비 조절
기능도 한다. 뇌하수체도 신체 대사 및 생식과 관련한 호르몬을 분비
하거나 분비를 조절한다.

　뇌간은 '원시뇌'로도 불린다. 이는 중뇌(중간뇌), 교(다리뇌), 연수(숨

뇌) 등으로 구성되며 인체의 생명 유지에 필수적인 기능을 담당한다. 즉, 중뇌에는 생체 활동에 필수적 구조물인 중요한 신경과 신경핵 등이 집합돼 있다. 교와 연수는 심장박동과 혈압, 호흡 등을 관장하며 내장운동까지 전반적으로 조절한다. 특히 연수는 생명에 직접적 영향을 미치는 자율신경 기능이 집약돼 있는 곳이어서 뇌의 여러 부위 가운데 가장 중요한 부분으로 꼽힌다.

이렇듯 원초적 건강과 생명을 뒷받침하는 뇌의 심부는 발달한 대뇌의 기능에 억눌려 있는 꼴이다. 따라서 이를 억눌림에서 해방해 본능에 입각한 생명 활동을 활발히 하도록 돕는 것이 태초건강법의 핵심이다. 그렇게 함으로써 무너진 건강을 원천적으로 회복하는 것이다.

대뇌는 동물 중 인간만이 지닌 뇌이며 고도의 정신 기능과 이성적 판단, 현실적 사고 등을 총괄한다. 이 대뇌 기능 덕분에 인류는 화려한 문명을 이룰 수 있었고, 전례 없이 다양한 이기(利器)의 편리함을 누릴 수 있게 되었다. 그 과정에서 인간은 날마다 신경 쓰고, 논리적으로 사고하고, 경쟁에서 이기려 애쓰는 등 대뇌 기능이 지나치게 항진됐다. 그 결과 뇌 심부 기능이 상대적으로 위축돼 본능적인 생명 활동이 지장을 받는 결과가 초래됐다.

오늘날 도시에서 매일같이 경쟁적인 삶을 영위하는 현대인들은 뇌 심부가 감옥에 갇혀 자율성을 상당히 상실한 상태라 해도 과언이 아니다. 그 결과 파충류나 포유류처럼 원초적이고 본능적인 활동을 통해 생명을 양육하는 일이 난관에 봉착한 꼴이다.

따라서 태초건강법은 대뇌 기능을 무력화하고 그 대신 원시뇌 등 뇌 심부의 기능을 활성화해 생명을 원초적이고 원천적으로 양육할 수 있도록 돕는 것을 기본 원리로 하고 있다. 뇌 심부의 활동이 두드러지면 긍정의 치유 에너지가 솟아나와 몸에 힘이 쌓이고 건강이 회복된다.

● 부교감신경의 기능을 높인다

태초건강법은 우리 몸의 부교감신경 기능을 항진해 원초적 건강 실현을 돕는 방법이다.

인체의 자율신경은 크게 교감신경과 부교감신경으로 나뉜다. 교감신경은 신체가 갑자기 심하게 운동하거나 긴장, 공포 환경에 노출되는 등 위급 상황에 처했을 때 이에 대비하고 반응하게 한다. 이와 달리 부교감신경은 안정된 분위기에서 위장관의 소화액 분비와 연동운동을 촉진하고 심장 박동 수를 낮추는 등 에너지를 절약하고 저장하는 작용을 한다. 둘은 이렇듯 상반된 기능을 하며 우리 몸의 평형과 조화를 이루는 데 기여한다.

그런데 문제는 이런 평형이 종종 깨지는 데 있다. 인생살이를 하는 과정에서 매일같이 다가와 쌓이는 긴장감과 스트레스가 주요인이다.

처음 스트레스가 생기면 교감신경이 뇌와 심장을 연결해 심장이 강하고 빠르게 박동한다. 이와 함께 뇌가 내분비선을 자극해 각종 스트레스 관련 호르몬이 분비된다. 그 과정에서 우리 몸에서는 '싸우거나 도망치는 복합 메커니즘'이 작동된다. 즉, 심장이 펌프질하는 혈액량이 증가하고, 호흡이 빨라지며, 이와 반대로 소화기의 활동은 위축된다. 이는 위험으로부터 육체를 보호하기 위한 것으로, 오랜 진화의 산물이다.

이처럼 처음 등장한 스트레스에는 인체가 방어 기능을 잘 수행하지만, 스트레스나 긴장감이 오랫동안 쌓이면 상황이 달라진다. 스트레스 후 안정을 되찾지 못한 상태에서 연속해 스트레스를 받기 때문에 스트레스 호르몬이 과다 분비돼 불안감과 불쾌감이 생기고 혈압과 콜레스테롤이 높아지며 동맥의 위축이나 폐색이 발생할 수 있다. 또 이로 인해 중증 관상동맥질환이 발생하는 등 건강이 크게 기울 수 있다.

만성 스트레스와 오래된 긴장감은 소화기 계통에도 악영향을 미친다. 즉 만성 위축성위염, 위궤양, 십이지장궤양, 과민성대장염 등 다양한 소화기 계통 질환의 원인이 된다.

이와 관련해 의과대학에서는 학생들 교육을 위해 다음과 같은 실험을 하기도 한다. 즉, 저녁에 토끼를 거꾸로 매달아 놓고 주둥이를 물그릇에 빠뜨린다. 그러면 토끼는 죽지 않으려고 발버둥 쳐 주둥이를 물그릇에서 들어올린다. 다음 날 살펴보면 토끼가 축 늘어져 있다. 이때 토끼를 내려 해부해 보면 위장에 구멍이 뻥 뚫린 것을 발견하게 된다. 밤사이 위염, 위궤양을 거쳐 위천공으로까지 발전한 것이다.

이처럼 중첩되는 스트레스의 공격은 무섭다. 이 같은 만성 스트레스는 암을 비롯한 각종 자가면역질환과 부인병, 남성 질환 등의 원인이 되기도 한다. 캐나다 학자인 한스 셀리(Hans Selye) 박사는 이와 관련한 스트레스 이론을 정립해 노벨생리의학상을 받았다. 이는 인체가 스트레스를 받으면 위기 반응을 일으키고, 이것이 장기화하면 저항 반응으로, 그리고 마침내 조직 파괴(질병)로 연결된다는 이론이다.

이와 같이 만성 스트레스나 중첩된 긴장감은 만병의 원인이 된다. 그러므로 질병에 휘둘리지 않으려면 만성 스트레스와 오래된 긴장감으로부터 벗어나야 한다.

이를 위해 우리는 교감신경의 기능을 최대한 약화하고 부교감신경의 기능을 항진해야 하는 것이다. 후술한 바와 같이 심신을 최대한 이완하고 '마음약'을 복용하는 것이 그 지름길이다.

생활 속에 틈틈이 이 같은 작업을 반복하면 위장관의 작용이 원활해지고 심장이 편안함을 느끼는 등 긍정적 작용이 일어나며 몸에 기운이 비축된다. 이 과정에서 느껴지는 것이 다양한 치유 에너지이다. 이들 치유 에너지의 등장과 그 활발한 작용으로 기울었던 건강이 회복된다.

● 호르몬과 신경전달물질의 작용을 원활히 한다

호르몬과 신경전달물질은 인체의 실질적 지배자라 해도 과언이 아니다. 이들은 우리 몸이 자체적으로 생산하는 천연약물이라 할 수 있다. 이들이야말로 태초에 우리 몸에 설계된 치유 프로그램에 따라 작동되는 대표적 치유 물질들이다.

호르몬은 우리 몸의 여러 내분비기관에서 분비된 뒤 혈액을 타고 목표 장기로 이동해 효과를 나타낸다. 인체의 신진대사와 항상성 유지, 생식 능력 유지 등에 중요한 역할을 하는 물질이다. 일정 상황에서 이 호르몬이 적절히 분비되지 않으면 정상적인 생명 유지가 어려워 각종 질병이 따라붙게 된다.

과학으로 밝혀낸 호르몬만 해도 종류가 120종에 이르며, 이 밖에 과학이 밝히지 못한 것들도 수없이 많다고 한다. 이것만으로도 인체가 스스로 치유를 행할 수 있도록 배려한 조물주의 섭리에 놀라움을 금할 수 없게 된다.

인간이 '세월의 갈기'에 얻어맞거나 중첩된 스트레스에 치이면 이러한 호르몬의 생성, 이동 및 세포 수용에 방해가 따른다. 태초건강법은 이완과 마음약 복용 등을 통해 이러한 방해를 최대한 누그러뜨리는 데 초점을 맞추고 있다. 즉, 이 방법을 가동하면 그동안 생성이 막히거나 정체돼 있던 호르몬이 선순환해 표적기관에 잘 수용된다. 이렇게 되면 우리 몸은 최고의 천연약을 복용한 것과 같아져 잃었던 원기를 회복하게 된다.

신경전달물질은 뇌를 비롯한 인체의 신경 시냅스에서 분비돼 신경세포 등에 정보를 전달한다. 이는 생체의 기능 조절과 관련한 역할을 광범위하게 수행하기도 한다. 인간의 생명 활동과 생체 치유를 위해 필수불가결한 물질로, 호르몬처럼 하늘의 섭리에 따라 만들어지는 천연약이라 할 수 있다. 현재까지 뇌에서만 해도 40여 종류의 신경전달물질이 나오는 것으로 알려져 있다.

그런데 세월과 세파에 짓눌리다 보면 이러한 신경전달물질의 생성과 흐름도 막힌다. 그로 인해 자연스럽게 우리 몸의 중요한 생명 유지 기능이 부실해져 질병이 침노하고 노화가 진행되게 된다. 태초건강법은 역시 이완과 마음약 복용을 통해 이런 문제를 해결하고 건강을 회복하는 데 목표를 두고 있다.

한 개의 신경세포는 수천, 수만 개의 신경세포와 정보를 주고받는데, 이 일을 하는 주역이 신경전달물질이다. 그런데 한 종류의 신경전달물질도 상황에 따라 천변만화한다. 피아노 건반이 무한한 음률을 창조하듯 그때그때 오만 가지로 변화하며 신묘한 천연약 형태로 작용한다.

치유 에너지를 따라 움직여 다니는 것이 바로 이러한 신경전달물질들이며, 호르몬들이다. 어쩌면 이들 천연 약물이 작동할 때 느껴지는 것이 치유 에너지인지도 모른다. 닭이 먼저냐, 달걀이 먼저냐의 차이다. 무엇이 먼저든 중요하지 않다. 그것이 가져오는 혁명적인 건강 증진 효과가 중요할 뿐이다.

• 아기와 같은 상태로 돌아간다

아기 몸은 백지장에 비유될 수 있다. 사람 손길을 타지 않아 깨끗하고 반듯하며 건강하다. 이 백지장은 아기가 성장함에 따라 점점 구겨진 종잇장이 된다. 욕심이 생기고 스트레스에 치여 병들고 망가진 형태가 된다.

태초건강법은 이렇게 구겨진 종이를 다시 반듯하게 펴 주는 방법이다. 좋은 에너지로 다리미질하듯 문질러 주면 구겨진 종이는 다시 펴진다. 진동 에너지의 힘을 빌려도 그 떨림 현상에 의해 구겨지거나 휘어진 종이가 편평해진다. 이런 식으로 질병을 몰아내고 아기와 같은 조화로운 몸으로 돌아가게 하는 것이 태초건강법의 요체다.

또 아기 몸은 후끈후끈 불덩이다. 이와 달리 사자(死者)는 심장이 멎어 몸이 차갑다. 환자들도 몸이 차가운 경우가 많다. 냉증은 어깨, 등판, 허벅지, 무릎, 종아리 등 신체 곳곳에서 나타난다. 이는 몸이 점점 사선을 향해 떠밀려 가고 있음을 말해 준다.

태초건강법은 뜨뜻하거나 묵직한 치유 에너지의 힘을 빌려 환자들의 몸을 찜질해 준다. 이렇게 함으로써 그들을 사선에서 돌려 세운다. 종내에는 몸에서 후끈거리는 온기가 일어나게 만들어 아기와 같은 건강한 몸을 되찾게 한다.

아기는 부모에 의해 생겨났지만 더 본질적으로 살펴보면 우주의 자궁에서 나온 것으로 볼 수 있다. 아기는 말랑말랑한 정수리를 통해 우주와 연결돼 있다. 우주는 조화로운 파동을 기초로 한 코스모스적 질서가 지배하는 세계이다. 여기에 접속돼 아직 지상에 완전히 발을 딛지 못한 상태이기 때문에 그곳의 법칙에 따라 순간순간 진동을 한다. 자율적으로 팔다리를 버르적거리는 것이다. 이것은 파동을 기초로 조화롭고 완벽한 우주처럼 최고의 건강을 유지하기 위한 움직임이다. 그렇기 때문에 아기의 건강은 완벽에 가깝다.

그러나 성장하면서 아기의 몸은 고장 난다. 진동이란 자율적인 건강 수단도 잃어버린다. 아니 그는 그처럼 훌륭한 수단이 몸에 내재한 것을 모른 채 인생살이에 시달리게 된다.

그러므로 태초건강법은 기억 저편에 까맣게 지워진 진동요법을 되찾아 내리막길을 걷던 건강에 반전을 기할 수 있도록 도와주는 비법이다. 이 건강법을 실천하는 이들이 간혹 강보에 싸인 아기처럼 무념무상의 상태에서 자율적인 진동을 하는 것은 그 때문이다. 이 과정을 거치고 나면 환자는 몸에서 우주적 질서를 회복하고 원초적 건강을 되찾게 된다.

어떻게 보면 태초건강법에 젖어 들어 있는 시간은 마치 내 영육이 우주의 자궁 속으로 되돌아 들어가 따뜻한 양수에 푹 잠긴 것과 같다. 한없이 아늑하고 기쁜 순간순간이다. 더할 나위 없는 환희심과 치유의 에너지가 영혼과 육체에 깊게 스며든다. 이런 과정을 거치니 조화롭고 건강한 육체로 거듭나지 않을 수 없게 되는 것이다.

마음이 몸을 고치는 원리

우리 마음은 몸과 뗄 수 없는 관계다. 이는 영화관의 영사기와 스크린 관계에 비유될 수 있다. 영사기가 돌리는 활동필름의 내용은 스크린에 전달돼 이런저런 동영상으로 나타난다. 초원의 평화로운 풍경이 전개될 수도 있고, 피비린내 나는 전쟁터 상황이 펼쳐질 수도 있다. 어떤 활동필름을 상영하느냐에 따라 결과가 다르게 나타난다.

인체도 이와 같다. 마음으로 어떤 생각을 일으키느냐에 따라 그 결과가 몸에 다르게 반영된다. 좋은 생각, 기쁘고 감사한 마음, 긍정적 관념 등을 일으키면 우리 몸은 그에 상응해 긍정적 반응을 일으킨다. 몸이 전반적으로 상쾌해지고 건강이 증진된다. 반대로 부정적 생각, 스트레스 등이 되풀이해 작용하면 우리 몸에는 부정적 결과가 쌓인다. 피로가 농축되고 면역력이 떨어져 결과적으로 질병이 모습을 드러내게 된다.

그런 점에서 케니스 펠리티어(Kenneth R. Pelletier)의 식견은 탁월한 점이 있다. 그는 일찍이 저서 『마음, 치유자이자 살인자(Mind as Healer, Mind as Slayer)』를 통해 이 같은 원리를 제시해 심신의학 관계자들로부터 많은 공감을 받았다. 그가 아니더라도 마음과 몸의 상호 연결성을 밝힌 논문, 저서 들은 많다. 동양에서 고래로 전해져 오는 다양한 심신수련법들도 이런 원리에 기반을 두고 있다고 할 수 있다.

마음이 몸에 영향을 미칠 때는 중간에서 뇌가 작용한다. 뇌는 마음에 연결돼 있다. 매우 신비하지만, 다른 한편으론 단순한 인체 부위다. 뇌는 몸의 주인이 치료될 것이라는 믿음과 자기 확신을 가지면 그에 적합한 치료약을 스스로 만들거나, 몸에 명령해 만들라고 지시한다. 이때 생성되는 것이 호르몬과 신경전달물질 등 천연 화학물질이다. 이들이 치유돼야 할 부위로 보내지고 수용돼 자연스럽게 치유가 진행된다.

의학적으로 보더라도 뇌는 현실과 상상을 잘 구분하지 못하는 것으로 알려져 있다. 주인이 치유의 상상을 일으키면 이를 현실로 받아들여 작용한다. 병원에서 고치기 어려운 질병일지라도 절실한 마음으로 치료되는 것을 상상하면 그에 적합한 천연 약물을 만들어 치료되게 한다. 이와 관련한 임상 실험 결과들이 적지 않다.

의사가 파킨슨병 환자에게 가짜 약을 처방하면서 그 약이 중간뇌의 도파민 분비를 촉진해 증상을 개선해 줄 것이라고 설명한 적이 있다. 이 약을 복용한 환자는 경직되었던 몸이 부드러워져 일상의 동작이 한결 수월해졌다. 뇌를 스캔해 본 결과 운동을 억제하던 뇌의 특정 부위가 활성화하고, 실제로 도파민도 생성된 것으로 밝혀졌다. 의사 처방 덕분에 병이 낫게 되었다는 자기 암시가 증세를 호전시킨 것이다.

외과 수술 받은 환자들을 두 그룹으로 나눠 한 그룹에는 모르핀을 투여했고, 다른 그룹에는 가짜 약을 처방했다. 그 결과 모르핀을 투여한 그룹은 52%에서 통증이 완화됐지만, 가짜 약을 복용한 환자에게서도 40%가 통증 경감 효과가 나타났다. 심지어 가짜 수술로도 놀라운 결과가 발생했다. 관절염 환자들에게 단순히 무릎을 절개했다가 봉합하는 수술만 하고 "수술이 성공했다"고 말했다. 그런데도 환자들은 움직임이 훨씬 수월해졌고, 진짜 수술 받은 환자들만큼 통증 없이 걸어 다닐 수 있게 되었다.

이처럼 마음의 작용은 엄청나다. 가짜 약을 진짜 약으로 알고, 가짜 수술을 진짜 수술로 믿은 결과 어떤 안도감과 치유의 긍정적 생각이 몸에 퍼져 효과가 발휘된 것이다. 이처럼 위대한 치유의 힘은 물질 약이나 수술 외에 우리의 깊은 내면에도 있다.

결국 내 몸을 고치는 위대한 의사는 마음이다. 피아니스트처럼 홀연히 집중하여 마음의 건반을 두드리다 보면 육체의 질병을 몰아낼 수 있는 치유 에너지가 황홀한 선율처럼 올라온다. 이렇게 마음의 위대한 역량을 인정하고 이를 육체 치유의 방편으로 활용할 때 우리는 비로소 조화롭고 완전한 치유를 달성할 수 있다.

내 안에 잘 갖춰진 자율적 치유 프로그램은 이처럼 마음을 최고의 치유 수단으로 활용할 것을 요구한다. 이렇게 하면 일부 외과적 질병이나 감염병, 유전성 질환 등을 제외한 웬만한 질병들을 거의 다 통제할 수 있다. 그럼에도 불구하고 물질적 방편만 좇아 병원과 약국을 신발이 닳도록 드나드는 현대인들의 실상은 필자에게 안타까움과 안쓰러움을 남긴다.

질병, 전인적 치유가 중요하다

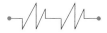

질병이란 인체 에너지 난조(亂調)의 결과물이다. 우리 몸 곳곳을 흘러 다니는 에너지의 상태가 조화로울 때 육체는 건강하다. 조화가 깨지고 무질서가 지배하면 질병이 실체를 드러낸다.

조화롭게 순환하는 에너지는 몸에 생기를 부여하고 원기를 북돋아 준다. 이는 혈액이 잘 순환하고 그를 따라 세포 하나하나에 영양소와 산소가 원활히 공급되는 가운데 이뤄진다. 또한 호르몬과 신경전달물질이 정상적으로 작동하고 노폐물은 원활히 배출되는 가운데 나타난다. 이를 통해 우리 몸은 힘을 얻고 건강이 유지된다.

반대로 인체 에너지가 선순환하지 못하면 질병이 얼굴을 드러낸다. 혈액 흐름이 원활치 못하거나 호르몬 등의 분비와 수용이 부자연스러울 때 선순환의 고리가 차단된다. 디스크 탈출 등으로 신경망이 조화와 균형을 상실해도 통증 등 여러 가지 문제가 발생한다. 이에 따라 건강곡선은 아래로 기울게 된다.

인체에 질병이 생기는 이유는 크게 보아 다음 몇 가지다.

첫째, 스트레스가 연속적으로 덮쳐 몸이 이를 감당하기 어려운 경우다.

스트레스는 처음 발생했을 때는 이에 대응하는 과정에서 몸에 활력이 생기기도 한다. 그러나 해소되지 않은 상태에서 연속적으로 스트레스가 다가오면 우리 몸은 그에 치이게 된다. 안정을 되찾지 못한 상태에서 다시 스트레스를 받아 신체가 방어 능력을 상실한다. 이로 인한 질병은 현대인이 앓는 각종 비전염성질환의 주류를 이룬다.

둘째, 몸이 세균이나 바이러스의 침범을 당해 내지 못하는 경우다.

이 경우는 다양한 항생제 개발 등 현대의학의 발전된 기술이 많은 기여를 했다고 본다.

셋째, 외상에 의한 경우다.

외상은 인류사회가 산업화하는 과정에서 점증해 왔다고 볼 수 있다. 이 역시 각종 의료장비가 현대화하면서 이에 대응하는 의학 기술이 진보해 왔다.

넷째, 외부의 화학물질과 유해물질이 몸 안에 들어와 집적된 경우다.

오늘날 식품에 첨가되는 화학물질은 종류가 무척 많다. 나라마다 보건당국이 이를 과학적으로 통제한다고는 하지만, 일일 섭취 총량까지 규제하는 데는 한계가 있다. 이로 인해 한국인 1인이 평생에 걸쳐 섭취하는 화학적 식품첨가물 양이 스모선수 몸무게만큼 된다고 하니,

경악할 일이다.

또 외부로부터 환경호르몬 등의 유해물질은 얼마나 많이 인체에 들어와 쌓이는가. 18세기 산업혁명 이후 지구촌에 노출된 환경오염물질이 먹이사슬을 따라 끊임없이 인체에 들어오는 현실에서 건강을 제대로 유지하기란 사실상 어려운 형국이 되고 말았다.

다섯째, 영양의 과잉 또는 과소가 원인인 경우다.

영양 부족으로 인한 체력 저하와 그로 인한 질병의 엄습은 오늘날 아프리카의 여러 나라 등 빈곤국에서 흔히 볼 수 있다. 이와 정반대로 선진국에서는 너무 많이 먹어 영양이 넘치는 것이 질병의 원인이 된다. 오늘날 인류를 괴롭히는 심혈관계질환, 당뇨 등 각종 비전염성질환은 상당 부분 영양 과잉이 원인이다.

여섯째, 유전자 이상과 노화로 인한 유전자의 한계 등의 경우다.

인간이 늙어 가면서 유전자의 능력이 약화하는 것은 거역할 수 없는 현상이다. 체내에 잠들어 있던 비정상적 유전자가 활성화하고 이로 인해 질병이 발생하는 것 역시 숙명적인 부분이다.

무엇이 원인이든 이들로 인해 질병이 실체를 드러내었을 경우 이에 신속히 대응하지 않으면 우리는 점점 더 깊은 고통의 수렁으로 빠져들게 된다.

서양의학에서는 질병을 세분하여 갖가지 명칭을 붙여 놓았다. 그리고 각각의 질병에 대응한 치료법을 정립해 놓았다. 하지만 질병은 따로따로가 아닌 경우가 많다.

예를 들어 루게릭병과 파킨슨병, 섬유근육통, 퇴행성관절염 등은 서로 유사성이 있다. 위염, 위궤양과 십이지장궤양은 함께 오는 경우가 많다. 심장과 신장은 서로 영양을 미쳐 심신증후군을 유발하고, 허리통증과 다리통증이 서로 연결되는 경우도 비일비재하다. 폐결절이나 천식 등 폐질환은 종종 어깨질환이나 뇌질환을 유발하곤 한다.

따라서 각각의 질환에 대해 지나치게 미시적으로 대응하는 것은 올바른 치료법이 아니다. 인체를 하나의 큰 생체 시스템으로 전제하고 어느 한 부분에 발생한 질병도 전체와의 상관관계 속에 조화로운 해법을 찾아 대처해야 한다.

인체의 전체 시스템을 무시하고 지나치게 세부적으로 대처했다가 실패하는 대표적 사례가 암 수술이다. 외과 수술로 암 부위를 충분히 절제했더라도 그 뿌리나 줄기에 해당하는 것이 먼 부위에 남아 있다면 이는 온전히 치료한 것이 아니다. 이 경우 필연적으로 재발하며 증상이 급속도로 진행되고 고통도 몇 배로 증가한다. 이럴 때는 그 뿌리와 줄기, 가지, 잎에 해당하는 부분까지 모두 더듬어 녹여 내는 방법이 진정한 치료법이다. 태초건강법이 그에 대한 해답일 수 있다.

어떻게 보면 질병은 하나라고 해도 과언이 아니다. 작은 우주인 몸에 나타난 무질서와 부조화가 질병이다. 따라서 병원에서 5~10가지 질병을 진단받아 약을 복용하고 있었다 하더라도 이 건강법으로 인체의 무질서와 부조화를 몰아내듯이 종합적으로 대처하면 한꺼번에 해결할 수 있다. 전인적 치유의 관점에서 질병 발생 부위와 인체 전체 시스템을 상호 연결해 대응하면 조화로운 해법이 나온다.

어쨌든 태초건강법은 어떤 질병이든 내면의 자율적 치유 프로그램에 의존해 치유할 것을 권한다. 이 프로그램은 질병을 전격적으로 신묘하게 치료할 수 있도록 설계된 것이 특징이다.

물론 이 방법이 모든 질병을 다 해결할 수 있는 것은 아니다. 세균이나 바이러스가 침범했을 경우 항생제를 사용할 필요도 있다. 외상은 꿰매거나 깁스를 하는 등의 조치가 요구된다.

이런 경우 외에는 깊은 휴식 모드에 들어가 그동안의 생활습관에 문제가 없었는지 돌아보고, 내면의 소리에 귀 기울여 치유 에너지를 만나기 위해 노력하는 것이 중요하다.

외상으로 인한 질병도 태초건강법으로 전혀 컨트롤할 수 없는 것은 아니다. 일례로 다리뼈가 부러져 깁스를 한 경우 이 방법을 함께 적용하면, 2~3개월 지나야 풀 수 있는 깁스를 2주 정도 만에 풀 수도 있다. 이 방법이 뼈끼리 잘 붙는 자연 치유 작업을 촉진하기 때문이다.

태초건강법이 전신에 밀밀히 작동될 때는 세균이나 바이러스 기세도 약화한다. 치유 에너지가 막히거나 뭉친 것을 풀어 주어 혈액이 선순환하도록 돕기 때문이다. 혈액을 따라 우리 몸의 전사인 백혈구가 다량으로 보내지면 적병인 세균이나 바이러스는 힘을 잃게 된다. 여기에다 이 방법으로 인체의 탁월한 천연 약인 호르몬과 신경전달물질까지 원활히 공급되고, 반대로 세균의 먹잇감인 노폐물이 제거되면 육체는 생기를 되찾는다.

유전자 이상으로 인한 질환도 어느 정도 통제할 수 있다. 유전성 질환은 사는 동안 비정상적인 유전자가 활동을 개시할 때 드러난다. 이때 이 건강법을 충분히 연마한 사람은 활성화된 유전자를 마음으로 꼼짝 못하게 억누를 수 있다. 틈틈이 정성껏 억제하는 생활을 지속하다 보면, 정상 유전자를 갖고 태어난 사람만큼은 못해도 그에 버금가는 효과를 거둘 수 있다.

결국 태초건강법을 충분히 활용할 수 있게 되면 어떤 질병이 닥치든 치료하거나 완화할 수 있으며, 일상적으로 건강에 자신감이 붙게 된다. 내면으로 들어가 그동안의 생활습관을 반성하고 마음 의사를 등장시켜 웬만한 문제를 다 해결할 수 있는 것이다.

우리에게 태초부터 이런 능력이 내재해 있다는 것은 큰 축복이다. 이와 반대로 상당수의 현대인들은 그런 능력이 있음을 깨닫지 못하기 때문에 불행하다.

통증을 주목한다

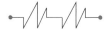

한편, 우리는 신체에 질병이 발생했을 때 주로 통증을 통해 이를 깨닫게 된다. 물론 통증이 없는 질병도 있기는 하다. 초기 췌장암이나 위암, 콩팥질환, 고혈압 등은 별다른 증상 없이 인체를 위협하기도 한다.

그러나 대부분의 질병은 크고 작은 통증을 동반한다. 아픈 증상이 아니라면 적어도 비정상적인 양태로 몸의 주인을 괴롭힌다. 현기증이나 구역질이 일어나고, 냉증이 밀려오기도 하며 맥이 빠지거나, 거북한 느낌이 들거나, 피로감이 엄습하는 등의 현상이 그것이다. 모두 통증처럼 육체를 불편케 하는 것들이다.

위장질환이 있을 경우 명치끝이 따갑거나 쓰리고, 헛구역질이 일거나, 먹은 것이 곧잘 얹히곤 한다. 역류성식도염은 신물이 올라오기도 한다. 이 같은 인체 반응은 위기 상황을 알리는 것이다. 관상동맥심장질환이 나타났을 경우는 심장 부위가 따끔거리거나 무언가가 그곳을 쥐어짜는 듯한 통증이 다가선다. 폐질환은 숨이 가쁘거나 기도를 따라 가래 등이 토해져 나오는 등의 증상으로 나타난다.

뇌질환은 두통이나 어지럼증을 동반하는 경우가 많다. 근골격계질환은 전형적으로 팔다리의 통증과 저린 증상, 관절 마디마디의 불편감 등의 형태로 다가온다. 콩팥질환은 몸이 붓거나 허리가 아프거나 기력이 떨어지는 등의 양상으로 다가오며 이명이 동반되는 경우도 많다.

통증은 주인에게 병을 고쳐 달라고 알리는, 우리 몸의 소리 없는 아우성이다. 따라서 이에 귀 기울여 신속히 대응하지 않으면 우리 몸은 더 크게 탈이 나게 된다. 통증 외의 다양한 비정상적 느낌들도 마찬가지다. 주인의 구조를 원하는 목소리이므로 이를 망각하면 좋지 않은 결과가 초래될 수밖에 없다.

통증 등 비정상적 느낌들은 주로 질병이 나타난 신체 부위에 출현한다. 그러나 이와 달리 다른 부위에 비정상적 느낌이 나타나기도 한다. 가령 피부가 몹시 가려운데 그 원인이 피부 자체에 있지 않고 간장질환이나 폐질환이 원인인 경우가 있다. 허리질환이 다리에 악영향을 미치고, 목디스크가 팔에 쥐가 나게 하는 등의 현상도 같은 경우다. 또 연관통도 있다. 심장질환이 심장 외에도 팔의 일정 지점에 통증을 동반하거나, 자궁질환이 무릎에 연관통을 초래하는 경우가 그렇다.

어떤 경우이든 간에 태초건강법은 이 같은 신체의 소리 없는 아우성에 크게 주목한다. 왜냐하면 통증과 기타 비정상적 느낌들을 완화해 적절히 내보냄으로써 질병을 약화하거나 치료할 수 있기 때문이다. 통증과 기타 부정적 느낌들을 마음의 작용으로 정성껏 달래 내보내고 나면 신체는 원기와 탄력을 회복하게 된다.

이완, 탐색을 통해 샅샅이 찾아낸 통증과 비정상적 느낌들을 한데 묶어 마음의 작용으로 대응할 때는 마음약을 복용하고 치유 에너지를 활용하는 것이 권장된다. 마음약 복용과 이를 통해 길어 올려지는 치유 에너지가 얼마나 훌륭한 치유 효과를 가져다주는지 독자 여러분은 다음 장의 태초건강법 실천 방법에서 확인하게 될 것이다.

제**2**장

태초건강법
실천 방법

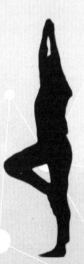

이 장에서는 태초건강법을 실천하는 구체적인 방법에 대해 살펴본다. 이 건강법의 핵심은 자신에게 내재한 자율적 치유 프로그램을 가동시켜 질병 치료나 건강 증진 효과를 달성하는 것이다.

누구나 태어날 때부터 이 프로그램을 지니고 나오지만 대부분은 그것이 자기 몸에 내장된 사실을 모른다. 그들은 생이 다할 때까지 이를 모른 채 병원 의사에게 아픈 몸을 의지한다. 반면 일부 사람들은 그 사실을 알지만 프로그램 가동 방법을 몰라 역시 병원을 찾는다.

자율적 치유 프로그램은 내면에서 치유 에너지가 무한대로 솟아나오게 하는 것이다. 그리고 이를 그때그때 효율적으로 활용해 건강을 증진하고 병을 고치는 것이다.

누구나 다음의 이완·탐색·목표 설정·마음약 처방·치유 작업 등의 과정을 충실히 이행하면 소기의 목적을 달성할 수 있다. 문제는 얼마나 간절한 마음과 깊은 정성으로 치유 에너지를 불러일으켜 제대로 운용하느냐에 달려 있다.

이완

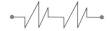

태초건강법의 첫 단계이자 가장 중요한 실천 과정의 하나가 심신 이완이다. 이완은 심상법과 함께 이 건강법의 양대 마음 치유 도구이다. 이완만 충분히 잘해 주어도 그다음의 과정을 생략한 채 치유 에너지가 올라오는 수가 있다.

그럼 어느 수준까지 이완해 주는 것이 가장 효과적일까. 이는 사람마다 다르고 질병의 강약 등에 따라 차이 나지만, 처음에는 대체로 아주 깊이 해 주는 것이 태초건강법을 성공적으로 실천하는 첫걸음이 된다. 나중에 이 방법에 익숙해진 뒤에는 적당히 이완해도 되지만, 이를 배우는 단계에서는 매우 적극적인 자세로 이완에 임하지 않으면 안 된다.

사람들은 흔히 아늑한 휴식 상태를 이완을 달성한 것으로 혼동하는 경향이 있다. 편안하게 쉬는 것만으로는 참된 이완에 들어갔다고 보기 어렵다. 누워서 목과 어깨를 풀어 주고 사지를 축 늘어뜨리는 것을 이완이라 여기기도 하는데, 태초건강법에서 요구하는 이완은 이보다 더 깊은 것을 요구한다.

우리가 육체를 이완하는 것은 농사짓기 위해 논밭을 가는 것과 유사하다. 딱딱한 논밭에 씨앗을 뿌리면 싹이 트지 않으므로 농부는 논밭을 갈거나 써레질해 부드럽게 만든다. 딱딱한 논밭은 긴장한 육체와 마찬가지다. 긴장감과 스트레스가 반복되면 우리 몸은 굳어진다. 따라서 이를 충분히 풀어 주는 작업이 선행돼야 한다. 그래야 부들부들해진 몸에서 치유 에너지가 싹터 오른다. 그 싹은 마침내 건강한 식물로 성장하게 된다.

그러므로 치유 에너지가 쑥쑥 올라오게 만들기 위해 매우 적극적인 이완을 달성할 필요가 있다. 이를 위해 다음과 같은 방법들을 시도하면 도움이 된다.

• 내 몸에 걸린 시동을 끈다

자동차의 시동을 끄듯 내 몸에 걸린 시동을 끈다. 하루 종일 부르릉거리며 달리던 자동차를 주차장에 세워 놓고 시동을 끄면 자동차는 적요한 상태에 빠진다. 우리 몸도 이와 같이 해 주어야 한다.

이를 위해 과감하게 의식을 약화시켜야 한다. 긴장감 속에 생생하게 살아 있는 의식을 희미하게 꺼트려야 한다. 이때 의식을 완전히 꺼 버리지는 말고 가물가물해지게 만드는 것이 요령이다. 의식의

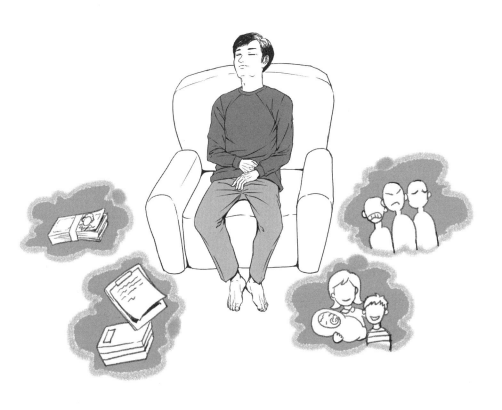

70~80%가 사라지고 20~30%만 남아, 어둠 속의 작은 촛불처럼 의식이 몽롱하게 살아 있게 하는 것이 중요하다. 그것마저 꺼지면 잠이 들어 태초선상법 실천이 불가능해진다. 이렇게 의식을 약화하는 것이야말로 진정한 이완에 돌입하는 것이다.

긴장감은 치유의 방해물이다. 또한 내면에서 치유의 에너지가 올라오는 것을 사정없이 막는다. 그러므로 의식을 꺼트려 긴장감을 일소함으로써 이완을 달성하고 치유를 유도한다.

• 풍선 바람 빼듯 몸의 힘을 뺀다

우리 몸은 팽팽하게 부푼 고무풍선에 비유될 수 있다. 그런 풍선으로부터 바람을 빼듯 몸에 들어 있는 이런저런 기운들을 모두 빼낸다고 생각하며 실천한다.

이를 위해 숨을 들이마셨다 내쉬는 과정에서 날숨을 따라 몸 안의 기운을 모두 내보내는 자세를 취한다. 이를 여러 차례 반복하면 바람이 새 나가면서 풍선이 홀쭉해지듯 상당히 몸이 비워지는 느낌이 든다. 여기에 더해 마지막까지 남은 기운의 잔찌꺼기들까지 날숨을 따라 모두 내보낸다. 그리고 나면 몸이 풍선의 원형처럼 수축되며 이완을 충분히 달성한 기분이 든다.

• 심연으로 가라앉는 것처럼 한다

잔잔한 강물이나 수영장에서 수영하다가 물 밑바닥으로 내려가 본 적이 있을 것이다. 이렇게 바닥으로 잠수하면 귓속이 먹먹해지고 시야가 흐릿해지며 몸이 물속을 부유한다.

이완할 때는 몸을 이와 유사한 상태로 만들어야 한다. 물 밑바닥으로 내려가듯이 마음의 심연으로 깊이깊이 내려가 거의 바닥에 닿아야 한다. 이처럼 내면의 깊숙한 곳으로 하염없이 내려가는 마음을 달성하면 몸과 마음은 높은 수준으로 이완된다.

● 나를 하늘에 온전히 내맡긴다

잘난 생각과 교만한 마음을 버리고 겸손해진다. 낮은 자세로 자아를 한없이 내려놓는다. 그리고 이 몸을 절대자에게 맡기듯이 한다. 몽롱한 의식을 바탕으로 내면으로 한없이 들어가 하늘의 병상에 나를 눕힌 것처럼 한다. 이런 자세를 견지하면 심신이 최고 상태로 이완된다.

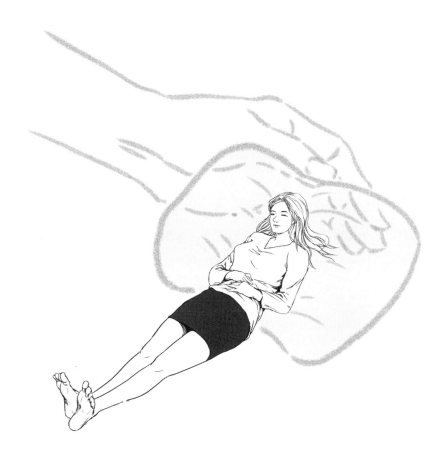

구체적으로는 다음과 같은 방법으로 이완을 유도한다.

① 침대에 큰 대(大) 자로 편히 눕거나, 푹신한 베개를 턱에 괴고 엎드린다. 소파나 푹신한 의자에 몸을 깊이 묻는 것도 좋다. 어느 장소든 자신이 편안하고 안락한 느낌을 가질 수 있는 곳이면 된다. 그런 장소에서 최대한 편안한 자세를 취한다.

② 눈을 지그시 감는다. 시선이 외부로 향하다 보면 마음이 산란해질 수 있으므로 가급적 조용히 눈꺼풀을 내려 주는 게 좋다. 혹은 실눈을 뜨고 조용히 누운 자세로, 천장에서 내 몸을 내려다보는 것처럼 자신을 관조하는 것도 좋다.

③ 목과 어깨, 허리 등을 풀어 준다. 이 과정에서 목, 어깨, 허리를 꺾거나 돌려 주며 이완한다. 이어 팔과 다리를 천천히 꺾고 돌려 주면서 무릎, 발목, 팔꿈치, 손목 등의 관절을 풀어 준다. 이런 방식으로 몸의 마디마디 관절과 근육, 인대를 이완한다.

④ 팽창한 풍선의 바람을 빼듯 온몸의 힘을 뺀다. 머리부터 목, 어깨, 가슴, 등판, 복부, 사타구니, 그리고 사지로 내려가며 긴장감을 풀고 전신을 멍 때리듯 축 늘어뜨린다.

⑤ 숨을 들이쉬었다 내쉬기를 몇 차례 반복한다. 이 과정에서 몸 구석구석에 남아 있는 기운의 찌꺼기까지 몽땅 몰아낸다.

⑥ 통증이 있거나 불편이 느껴지는 부위를 부분적으로 더 이완한다. 이들 부위에 헛김을 빼듯이 움푹 꺼지는 느낌을 부여한다. 부분 이완에 정성을 들이는 것이다.

⑦ 마지막으로 자동차의 시동을 끄듯 내 몸에 걸린 시동을 끈다. 이를 위해 전등을 끄듯 의식을 최대한 꺼트린다. 이 과정을 거치다 보면 불빛이 사그라지

듯 의식이 희미하며 몽롱해진다. 이때 의식의 불빛이 완전히 사라지게 해선 안 된다. 20~30%의 의식만 남아 가물가물한 촛불처럼 살아 있게 해야 한다.

이런 상태에서 기도할 때처럼 겸손한 마음으로 모든 것을 내려놓고 나의 영육을 온통 하늘에 맡긴다. 그러면 깊은 물속으로 잠수했을 때처럼 귓속이 먹먹해지며 몸 전체가 하염없이 풀어진다. 최고의 이완에 들어간 순간이다.

• 잠들기 전후 시간대를 활용한다

처음 이완을 시도하는 사람들은 위의 방법을 현실에서 적용하다 보면 도리어 잡생각이 달려들어 이완 달성에 실패하는 경우가 많다. 그런 사람들을 위해 필자는 잠자리에서 다가오는 이완 상태를 최대한 활용할 것을 권하고자 한다.

누구나 잠을 잘 때는 의식이 꺼지게 마련이다. 잠자리에서는 잠을 청하기 위해 긴장감을 내려놓고 의식을 약화한다. 그러다가 스르륵 곯아떨어지는데, 이렇게 되기 직전의 상황을 활용한다. 이 순간은 이완이 적절히 잘된 때이다. 따라서 낮에 일부러 이완하려 애쓸 필요 없이 잠을 청하는 시간대에 다가오는 이완의 순간을 노리면 된다.

이보다 더 좋은 것은 새벽녘 잠에서 깬 순간을 활용하는 것이다. 특히 램 수면이라고 하는 깊은 수면에서 막 깨어났을 때는 의식이 약간만 돌이왔을 뿐 온몸이 축 늘어져 있다. 잠의 손길이 육체 어귀서기 머물러 있어 아직 잠에 깊이 취한 상태이고, 한두 시간 더 자면 딱 좋겠다는 생각이 든다. 몸이 물먹은 솜처럼 무거워 침대에서 몸을 일으키기도 힘들다. 이 순간이야말로 심신이 최고 수준으로 이완된 시간이다.

처음 태초건강법을 시도하는 사람들은 이런 순간을 적절히 활용하면 된다. 그런 뒤 이 방법이 몸에 익숙해지면 잠들기 전후 외의 다른 시간대에도 자유자재로 이완을 달성하면 된다.

탐색

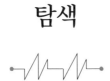

이완을 충분히 이룬 다음에는 탐색의 단계로 넘어간다. 이는 몸속 곳곳을 뒤져 문제 있는 부위를 찾아내는 것으로, 다음의 방식으로 진행하면 효과적이다.

① 실눈을 뜨고 조용히 내 몸을 관조한다. 흐릿하고 몽롱한 의식으로 내면 여행을 하는 것이다. 마치 타오르는 촛불을 들고 컴컴한 동굴 속을 걸어 다니듯 몸속 여기저기로 의식 여행을 한다. 혹은 서치라이트를 비추듯이 마음의 시선을 쭉쭉 보내 몸 구석구석을 살핀다.

② 이때 의식이 너무 또렷해지면 안 된다. 마음의 촛불이나 서치라이트는 희미하거나 가물가물한 강도를 띠어야 한다. 그렇지 않고 너무 밝거나 또렷하면

부작용이 생긴다. 교감신경이 항진돼 현실로 돌아옴으로써 건강법 실천이 중단되고 마는 것이다. 그러므로 반드시 몽롱하게 풀린 의식을 그대로 유지하며 작업해야 한다.

③ 몽롱한 의식이더라도 아무렇게나 풀려 있는 것은 아니다. 분명한 판단력이 함께하고 있다. 다만 복잡하고 긴장된 현실을 떠나기 위해 둔감함으로 무장했을 뿐이다. 그렇게 이완된 의식으로 몸 전체를 샅샅이 스캔한다.

④ 이렇게 하는 과정에서 몸에 이상 있는 부위를 모두 찾아낸다. 피로가 엉킨 부위, 뭔가 개운치 않은 느낌 감도는 자리 등을 확인한다. 또 뭉친 부위, 꼬인 곳, 뒤틀린 부분, 통증 있는 곳 등을 샅샅이 찾아낸다. 이들은 상당 부분 질병의 외형적 표현이므로 최대한 자세히 찾아내 부각하는 것이 태초건강법의 성공적 실천을 위해 중요하다.

⑤ 통상 하나의 질병은 뿌리나 가지에 해당하는 부분을 함께 지니고 있다. 예를 들어 콩팥 질환을 가진 사람은 이와 관련해 허리나 다리 쪽에 통증을 느끼는 경우가 있다. 심장질환이나 폐질환 환자는 경추에 추간판 탈출이나 통증 등 이상을 드러내는 경우들이 있다. 이렇게 연관된 이상 증세들도 볼록렌즈를 들이대어 확대하듯이 의식으로 찬찬히 더듬어 찾아낸다.

목표 설정

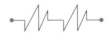

　탐색 과정을 거쳐 확인한 통증 부위 등 이상 부위가 치유 목표 지점이다. 피로감이 전신에 걸려 있으면 전신이 목표 지점이다. 이때는 전신을 치유 대상으로 크게 목표 설정한다.

　몸 곳곳에 통증이 산발적으로 흩어져 있으면 이들을 전체적으로 연결해 치유 목표로 설정한다. 여러 곳의 통증일지라도 보쌈하듯 하여 대처하면 물리치는 데 무리가 없다.

　특정한 질병이 있을 경우는 그 질병이 나타난 신체 부위를 타깃으로 하면 된다. 기령 자궁질환이 있을 경우 사궁이 자리 잡은 하복부를 목표 지점으로 삼는다. 이때 자궁 질환으로 무릎 등에 연관통이 발생했을 경우 연관통 있는 부위를 함께 치유의 목표 지점으로 확보한다.

이밖에 단편적인 신체 이상들을 하나하나 치유의 목표로 삼아 드러 낸다.

이와 같이 하는 것은 자신의 문제 부위를 잘 비춰 조물주 앞에 드러 내 보이는 것과 같다. 다시 말해 하늘병원에 제 몸을 입원시켜 놓고 절 대자 앞에 자신의 환부를 드러내 보이는 것과 같다. 하늘병원은 내 몸 바깥에 있는 것이 아니라 이미 내 안에 들어와 있다. 마음치유를 유도 할 때 자신의 몸에서 치유 프로그램이 자율적으로 작동하는 것을 보 면 이를 충분히 짐작할 수 있다.

마음약 처방

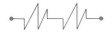

약은 물질로 된 양약이나 한약만이 치료 효과를 가져다주는 것은 아니다. 마음으로 일으킨 약도 분명 효과가 있다.

태초건강법에서 치료 수단으로 중요하게 여기는 것이 바로 '마음약'이다. 마음약은 간절함을 바탕으로 일으키면 대단한 치료 효과를 가져다준다. 자신의 내면에서 엄청난 치유 에너지가 전격적으로 분출되도록 돕기 때문이다.

몸이 마음의 작용을 전격적으로 느껴야

내 몸에서 치유 에너지를 일으키기 위해 이완, 탐색을 거쳐 찾아낸 신체의 목표 부위에 마음약을 처방한다. 마음약은 마음으로 치유 이미지를 만들어 환부에 적용하는 서구의 심상법(心象法)과 유사성이 있다. 그러나 심상법은 대부분 미시적이고 세부적인 것들인 반면, 여기서 밝히는 마음약은 모두 총체적이고 포괄적인 것들이다.

또 심상법은 이를 적용하는 환자가 육체에서 어떤 변화를 감지하는 경우가 드물다. 다만 좋은 생각, 긍정적 이미지, 치유의 상상 등을 구체화하여 세밀하게 병증 부위에 접목할 뿐이다. 이 같은 작업만으로도 일부 질병을 치유하는 효과가 있다. 존 카밧진(Jon Kabat-Zinn)의 '마음챙김에 기초한 스트레스 완화법(MBSR)'이나 딘 오니쉬(Dean Ornish)의 '심장질환 반전 프로그램' 등이 심상법을 기반으로 한 대표적인 치유 프로그램들이다. 아쉬운 점은 이들이 마음의 작용을 육체가 전격적으로 느끼고, 그런 직접적 반응을 이용해 치유하는 방법을 제시하지 못하고 있다는 데 있다.

이와 달리 여기서 제시하는 마음약은 마음의 작용을 몸이 전격적으로 느끼게 하는 것으로, 심상법보다 한층 더 위력적이다.

사실 환자가 치유의 상상을 몸에 적용했는데 몸이 잘 반응하지 않는다면 그 효과는 미미하고 제한적일 수밖에 없다. 육체가 치유와 관련해 상당 부분 공회전하는 것과 같다. 그러므로 마음의 작용이 육체에 닿아 육체가 직접적으로 반응하고 당사자가 이를 확연히 느낄 수 있도록 하는 일이 중요하다. 이렇게 하면 치유 효과가 폭발적으로 일어나게 된다.

마음약은 자신이 어떤 것이든 마음으로 일으켜 복용할 수 있지만, 여기서는 크게 실용성 높은 4가지를 중심으로 그 적용 방법을 자세히 살펴본다. 이들은 개개의 질병에 적용해 치유 효과를 달성할 수 있지

만, 육체를 전인적이며 총체적으로 치료하는 데에도 크게 도움 된다
는 점에서 관심을 가질 만하다.

• 자극

치유 목표로 설정한 신체 이상 부위를 마음으로 자극한다. 예를 들
어 몸 한 곳에 심한 통증이 있을 경우 그곳을 마음의 작용으로 은근슬
쩍 건드리며 말을 건다.

"여기가 왜 이렇게 아프냐! 통증아, 제발 좀 빠져나가다오!"

이렇게 부탁하면서 그 자리에 통증을 밀어내는 마음을 부여한다.
살살 달래어 내보내거나, 손등으로 밀어 나가게 하거나, 손사래 쳐 뿌
리치는 듯한 자세를 견지한다. 이러한 마음의 작용을 한동안 지속적
으로 반복한다.

만성 염증이 누적돼 어느 부위가 심하게 막혀 있을 때는 다음과 같
이 주문해 본다.

"왜 이렇게 막혀 있냐. 이제 제발 좀 뚫려라! 풀려서 사라져라!"

이 같은 염원과 함께 마음의 그물망으로 봇도랑을 치우듯 막힌 것
을 건져 내보내는 자세를 취한다. 이런 정신적 행위는 충분한 신체 이
완 상태에서 최대한 간절한 마음으로 하는 것이 좋다. 간절함이 강하
면 강할수록 효과는 그에 비례해 높아진다.

자극은 신체 한 부분이 국소적으로 문제를 일으키고 있을 때 그곳을
내상으로 작업하기에 적합한 마음약이지만, 여러 곳에 동시다발적으
로 통증이 나타나거나 전신에 문제가 발생했을 때도 적용할 수 있다.

여러 곳에 통증이나 뭉친 현상이 생겨났을 때는 이를 마음으로 그

물을 드리우듯 두루두루 연결해 자극을 부여한다. 전신에 통증이 발생했을 경우는 마음으로 신체 전체를 압축하듯 목표 설정해 자극한다. 혹은 신체 이 부위, 저 부위를 옮겨 다니며 자극하는 것도 한 방법이다.

다만 자극이란 마음약은 억지로 기를 쓰듯 부여하면 역효과가 날 수 있으므로 주의한다. 억지를 부리면 교감신경이 항진돼 증세 호전이 불가능해진다. 편안한 마음으로 간절함을 더해 달래고 타이르듯 자극해야 한다. 모든 것을 다 내려놓고 마음의 심연으로 하염없이 내려가 기도하는 심정으로 자극해야 소기의 성과를 달성할 수 있다.

• 뜨뜻한 느낌

차가운 방을 덥히기 위해 온수 보일러를 가동하듯이, 혹은 어미닭이 부화 중인 달걀에 온 정성으로 따뜻한 체온을 전달하듯이, 목표 부위에 뜨뜻한 느낌을 부여한다. 그리고 그런 느낌이 점점 더 커지라고 주문하고 암시한다. 간절한 마음으로 이를 반복해 실천한다.

처음 태초건강법을 접하는 사람들은 자기 몸에서 이런 느낌을 일으킨다는 것에 대해 어리둥절해한다. 누구보다 물질 약을 기반으로 한 병원 치료에 익숙한 이들이 이를 황당한 이야기라고 생각한다. 어떤 사람은 이 느낌을 유도해 보기는 하지만 몸에서 아무 반응이 없자 실망해 '귀신 씻나락 까먹는 소리'로 치부하고 이 건강법을 던져 버리기도 한다.

그러나 뜨뜻한 느낌 부여는 필자만이 혼자 제안하는 것이 아니다. 이미 지난 1930년대에 독일 의사 요하네스 슐츠(Johannes H. Schultz)

는 '자율훈련법(Autogenic Training)'이란 마음치유법을 체계화하면서 '오른팔이 따뜻해져라'라고 암시하면 실제 그곳이 따스해지는 원리를 의학적으로 밝혀 놓았다. 의식이 파동 형태로 육체에 작용해 혈류 흐름을 개선하면서 이 같은 효과가 나타난다는 것이다. 그 뒤 심신통합 의학 분야에서 오늘날까지 이 방법이 미시적이며 세부적인 심상법 형태로 꾸준히 활용돼 왔다.

필자는 여기에 더해 이를 몸 고치는 마음약으로 전격적이며 총괄적으로 사용할 것을 제안하고자 한다. 따뜻한 느낌은 신체 일부뿐 아니라 전신에 포괄적이며 광범위하게 적용할 수도 있다. 육체 깊은 곳에서 뜨뜻한 느낌이 육중하게 올라오는 것을 상상하고, 이를 통해 올라오는 치유 에너지를 활용해 몸 전체의 증상을 개선하며 건강의 도약을 이룰 수도 있다.

많은 질병과 비정상적 증상들이 몸의 냉증과 상당한 관계에 있다. 냉증은 우리 몸을 망가뜨리는 주범이다. 아기의 몸은 따끈따끈하지만 사자(死者)의 몸은 차갑게 식어 있다. 자궁이 냉하면 임신되지 않고 둥지가 차가우면 새 생명들이 부화하지 못한다. 암을 비롯한 각종 자가면역질환과 알레르기질환, 기타 많은 불치병, 난치병, 성인병 들이 냉증과 밀접한 상관관계를 맺고 있다.

따라서 뜨뜻한 느낌은 그만큼 활용가치가 높고 광범위하다. 마음약으로 전격적으로 활용하는 데 주저하지 말아야 한다.

● 묵직한 느낌

몸 일정 부위에서 묵직한 느낌이 일어나는 것을 상상한다. 그리고 그런 느낌이 실제 나타나도록 유도한다.

충분한 심신 이완 상태에서 평안한 마음으로 정신을 집중해 유도하면 어느 순간 이 느낌이 올라오게 된다. 뜨뜻한 느낌과 유사한 방법으로 유도하면 된다. 몸에 이상 있는 곳에서 이 느낌이 잘 유도된다.

묵직한 느낌은 막힌 것을 뚫거나 뭉친 것을 풀어 주는 힘이 있다. 또 뒤틀리거나 맥이 풀린 것을 정상적으로 잡아 주는 위력이 있다.

이 느낌 역시 처음엔 잘 올라오지 않아 환자들을 헷갈리게 만든다. 그러나 여러 날 시도하고 또 시도하다 보면 어느 날 갑자기 올라오게 된다. 처음에는 작은 느낌으로 긴가민가하게 시작되었다가 점점 커져 마침내 무겁고 육중하게 등장하게 된다.

뇌 안에서 일어나는 것을 상상하면 무언가가 꽉 잡아 주듯 뇌 근육이 묵직해지고, 무릎에서 시작하면 그 부위에 비가시적인 에너지가 강하고 두툼하게 형성된다. 척추 등에서 출발한 이 기운을 몸 전체로 확대하면 전신이 묵직해지기도 한다.

이렇게 묵직하게 출현한 에너지의 힘으로 통증이나 피로감 등 육체의 잘못된 증상들을 밀어내면 된다. 그러면 웬만한 증상들이 다 해소되거나 치유된다. 이 에너지의 위력은 병원의 첨단의료장비가 가져다 주는 혜택에 비할 바가 아니다.

• 진동

진동은 쓰임새가 광범위한 마음약이다. 이는 몸 안팎에 자율적으로 나타나는 일종의 떨림 현상이다. 몸에 어떤 떨림이 일어나는 것을 상상하거나 그러한 떨림을 유도하는 것이 이 마음약을 복용하는 방법이다.

진동 약은 여러 가지 방법으로 적용할 수 있다. 머리부터 몸통을 거쳐 발끝까지 잔잔한 시냇물 흐르듯 유도할 수 있다. 복부가 꿈틀거리거나, 허리춤이 휙 꺾이거나, 팔이 빙빙 돌아가게 만들 수도 있다. 누운 상태에서 머리나 다리가 번쩍 들어 올려지기도 한다. 몸속으로 전기 자극 같은 여린 파동이 지나다니기도 하고, 벌레 같은 것이 꿈틀꿈틀 지나가는 것 같은 느낌이 들기도 한다. 강한 진동이 있는가 하면, 약한 진동도 있다. 신체 일부에 부분적으로 나타나는 것이 있는가 하면, 전신에 걸쳐 광범위하게 다가오는 진동도 있다. 또 외적으로 요란하게 표현되는 진동이 있는가 하면, 내적으로 알 듯 모를 듯 유도되는 진동도 있다.

이처럼 천변만화의 유형을 드러내는 진동은 그렇게 다양한 유형만큼이나 치유 효과가 매우 다양하게 나타나고 치료하는 힘도 세다. 배배 꼬이거나 뭉쳐진 것을 풀고, 막힌 것을 뚫으며, 뒤틀린 것을 바로잡는 역량이 뛰어나다. 딱딱하게 굳어진 것은 부드럽게 풀어낸다. 떨림 현상은 그 속성상 주위에 이 같은 결과를 초래하게 된다. 그럼으로써 몸 안의 염증과 부정적인 기운들을 몰아내고 혈액과 호르몬 등이 원활히 순환되게 한다. 이렇게 하면 누적된 피로가 사라지고 병들었던 몸이 정상으로 돌아오며 육체가 원기를 회복하게 된다.

그러나 이 마음약 복용법은 간단치 않다. 육체가 가만히 있는데 어떻게 떨림을 유도한단 말인가? 처음 진동을 일으키려 시도하는 사람들은 몇 번의 실패 끝에 회의감에 사로삽히게 된다. 하지만 환자가 여러 날에 걸쳐 지극한 정성으로 시도한다면 유도되지 않을 이유도 없다.

모든 것은 마음먹고 노력하기에 달렸다. 깊디깊은 이완 상태에서

백척간두의 간절함으로 초빙하고 또 초빙하면 진동이란 귀한 손님은 어느 날 홀연히 비가시적인 실체를 드러낸다.

진동 약의 효과가 잘 나타나도록 하기 위해 다음과 같은 방법을 활용해 본다.

- 통증이 상존하거나 뭔가 불편감이 있는 자리에서 진동을 유도한다. 진동이란 마음약은 그런 곳에 자석처럼 잘 달라붙어 다시 치유 에너지 형태로 올라온다.

- 병증이나 통증 부위에 주의를 집중해 기감(氣感)을 건지는 훈련을 한다. 깊이 몰두한 상태에서 이를 행해야 한다. 기감은 처음에 벌레가 기어가거나 가벼운 전류가 흐르는 듯한 형태로 나타나는 수가 있다. 이때 정성을 더 기울여 이를 키워 올린다. 그러면 센 전기 자극이나 파르르 떨리는 것 같은 강한 진동이 발현된다.

- 파도나 잔물결 같은 이미지를 상상해 이를 몸에 접목한다. 그러면 그런 상상이 파동 형태로 목적지에 도달해 그곳을 변화시키게 된다. 그 과정에서 실제 잔물결 같은 진동이 등장한다. 인도 신비주의자들의 말처럼 '모든 것은 생각한 대로 된다(As you think, so you become)'.

- 진동을 형상화해 적용하기 어려우면 이와 유사한 전율감을 활용해 본다. 뭔가 굉장히 기쁜 일이 있을 때 몸에서 전율이 일어나는 것을 느낀 적이 있을 것이다. 그와 비슷한 전율감을 마음으로 일으켜 본다. 질병 부위에서 전율감이 일어나면 이를 키우고 또 키워 진동 형태로 확대한다.

- 몸에서 소름이 돋는 것을 상상하는 것도 도움이 된다. 소름이 느껴지면 이를 점점 진동 형태로 승화시킨다.

- 섹스를 하다가 오르가슴을 느낄 때처럼 육체에 일어나는 어떤 쾌감을 상상한다. 특히 허벅지나 생식기 깊숙한 곳에 이런 상상을 접목하면 실제로 쾌감을 동반한 진동이 올라오는 수가 있다.
- 전동차의 덜컹거림은 일종의 리듬이다. 그러한 리듬에 몸을 맡긴 채 그런 현상이 육체로 이어지길 기대하며 진동을 부르는 방법도 있다. 그러면 어느 순간 진동이 몸 안에 등장하기도 한다.

마음약 목표 지점

● 통증 있는 곳

통증이 느껴지는 신체 부위는 마음약이 닿기 가장 적합한 자리이다.

통증은 외부 충격으로 인한 외상 외에도 혈액순환이 잘 안 돼 염증이 정체해 있거나, 이 같은 현상이 오랫동안 반복돼 증상이 악화했을 경우 주로 발생한다. 호르몬이나 신경전달물질의 분비와 이동이 균형을 이루지 못하는 경우도 종종 통증이 뒤따른다. 또 신경이 억눌려 잘못된 신호가 뇌에 전달될 때도 각종 통증이 생겨난다.

이럴 때는 통증이 유발되는 지점으로 마음약을 공급한다. 가령 요통으로 허리가 뻐근할 때는 그렇게 뻐근한 느낌이 엉켜 있는 허리와 등판 쪽으로 마음약을 전달한다. 편두통이 발생했을 경우는 통증이 느껴지는 바로 그 자리로 마음약을 보낸다. 마음약은 다른 어느 곳보다 통증이 나타나는 지점으로 쉽게 흡수되는 경향이 있다. 목표 지점이 분명하기 때문에 마음약을 보내기도 수월하다.

일단 약을 심상(心象) 형태로 주입하면 그 약은 통증 부위에 빨려 들듯 녹아 들어간다. 이처럼 통증과 마음약은 서로 인장력이 있기 때문에, 통증을 느끼는 환자가 못 느끼는 환자보다 마음약 투입 효과를 더 크게 얻을 수 있다.

통증은 가벼운 것부터 섬유근육통이나 삼차신경통처럼 심각한 것에 이르기까지 강도에 차이가 난다. 심각한 통증 환자는 그 통증이 초래하는 고통 때문에 심신 이완과 마음약 생성에 곤란을 겪을 수 있다. 그렇지만 최선을 다하면 어려운 가운데도 마음약을 일으켜 적용할 수 있다. 강한 통증으로 작업에 방해를 받지만, 심한 통증만큼이나 마음약의 효과가 크고 빨라 그만큼 좋은 치유 효과를 기대할 수 있다.

● 막힌 곳

신체의 막힌 곳도 마음약의 목표 지점으로 적합하다. 예를 들어 음식을 먹고 체했을 때 마음약으로 이를 해결할 수가 있다. 위장 깊숙한 곳으로 마음약을 들여보내 약 기운이 위 속을 휘젓게 하면 치유 프로그램이 가동되면서 체기가 뚫린다. 단 몇 분 정도의 집중력 있는 마음약 운용만으로도 막힌 위장이 뻥 뚫려 음식을 다시 섭취할 수 있다.

토사곽란처럼 위장이 심하게 막힌 상황에서노 마음약이 위력을 살 발휘한다. 이때 보통 사람들은 부리나케 응급실이나 약국을 찾아가느라 야단이지만, 마음약 운용에 능숙한 사람은 그러지 않는다. 조용히 앉아 마음약으로 위장을 달랜다. 그러면 20~30분 만에 토사곽란의 폭풍이 가라앉고 위장은 평온을 되찾는다.

이처럼 마음약은 막힌 것을 뚫는 데 효과적이다. 따라서 막힌 부분이 있을 때 그 부분을 목표로 마음약을 주입하면 효과를 극대화할 수 있다.

만성폐쇄성폐질환으로 호흡곤란과 함께 끈끈한 가래가 올라와 호흡기가 답답해지면 마음약이 증상 완화에 도움을 줄 수 있다. 사구체신염으로 콩팥의 거르는 기능이 망가져 독소가 잘 배출되지 않을 때도 마음약이 기능 정상화에 도움을 주게 된다. 사구체신염은 악화할 경우 혈액 투석 외에는 달리 뾰족한 대처방법이 없지만, 마음약은 의외로 간편하게 문제를 해결할 수 있게 한다.

이처럼 마음약은 현대의학이 해결하기 어려운 질병을 치유하는 데 매우 유용하다. 특히 막힌 증상을 해소하는 데 일등공신 역할을 할 수 있다. 치료비가 전혀 들지 않는데도 효과는 출중하다.

● 경직된 곳

신체 일정 부위가 경직되었다는 것은 몸이 대체로 질병의 손아귀에 붙잡혀 있음을 말해 준다. 따라서 이곳에 마음약을 보내면 효과가 좋게 나타날 수 있다.

신체 경직은 다양한 양태로 발생한다. 일정 부위의 근육이 굳어지는가 하면, 근육의 결이 뒤틀려 정상으로 돌아오지 않는 상태가 지속되기도 한다. 척추나 관절이 뻣뻣해져 활동할 때 큰 불편을 느끼기도 한다. 어떤 경우는 전신이 나무토막처럼 뻣뻣해지고 통증도 뒤따라

정상 생활이 불가능해지기도 한다.

육체가 이렇게 되는 이유는 신경이 억눌리거나, 악성 염증이 계속해서 쌓이거나, 활성산소가 풍선처럼 늘어나 압력을 주는 등 비정상적 요인들이 작용하기 때문이다. 이때 치유 이미지의 마음약을 적용하면 효과를 높일 수 있다. 즉, 치유 프로그램이 가동해 신경망을 풀어주고, 염증을 제거하며, 활성산소를 가스 형태로 배출하게 된다.

경직 현상은 노이로제처럼 비교적 가벼운 것에서부터 강직성척추염이나 섬유근육통, 파킨슨병, 퇴행성관절염 등 난치성 질환에 이르기까지 다양한 질병을 동반해 나타난다.

노이로제는 목이나 어깨근육을 다소 뻣뻣하게 만드는 경향이 있다. 이 경우 목이나 어깨근육 깊은 부분으로 마음약을 밀고 들어가 운용하면 치유 효과가 나타난다. 즉, 질병의 원인인 탁기가 빠져나가며 목과 어깨가 유연해질 수 있다.

강직성척추염은 척추에 염증이 생기고 움직임이 둔해지는 질환이다. 요추에 염증이 생기고 이로 인해 통증과 강직 현상이 유발되는 경우가 가장 흔하다. 이를 방치하면 척추가 대나무처럼 연결되는 강직현상이 초래돼 등이 굽거나 목 움직임이 어려워지고, 심할 경우 모든 방향으로의 척추 움직임이 곤란해지기도 한다.

사람을 만나 인사할 때도 상체가 유연하게 구부러지지 않아 상대방은 '인사도 안 하는 무례한 인간'으로 오해한다. 환자가 겪는 심적 고통은 육체적 고통에 더해 말할 수 없이 크다. 이런 경우 뜨뜻한 느낌이나 진동 등의 마음약을 복용하고 그 힘으로 치유 프로그램을 가동하면 전신이 치유 에너지에 젖어들어 굳어져 있던 몸이 부드러워진다.

섬유근육통으로 인한 전신 경직 현상이나 파킨슨병으로 굳어진 근육, 퇴행성관절염으로 굳어진 무릎 등도 마음약의 목표 지점들이다. 현대의학의 첨단기술과 신약을 동원해도 해결하기 어려운 경직 증상이지만, 이처럼 마음약을 적절히 부여하면 유연하게 풀어낼 수 있다.

● 피로 쌓인 곳

피로 뭉친 부위도 마음약의 좋은 목표 지점이다. 몸의 일정 부위가 피로하면 그 부위를, 전신이 피곤하면 전신을 목표 지점으로 삼아 마음약을 작동시킨다.

사람들이 피로 푸는 방식은 각양각색이다. 가볍게 운동하거나 잠깐 낮잠을 자는 이가 있는가 하면, 사우나탕에 들어가 땀을 흥건히 흘리는 것으로 피로를 풀기도 한다. 마사지를 받아 보거나, 오락·게임을 즐기기도 하고, 집에 돌아와 샤워를 한 다음 푹 쉬는 방법으로 피로를 해소하기도 한다.

이런 방법들 외에 마음약을 복용하는 것도 피로를 푸는 아주 훌륭한 방법이다. 이는 기존의 피로회복 방법이 가져다주는 효과를 능가한다고 해도 과언이 아니다.

피로가 몰려왔다는 것은 신체의 에너지가 꼬이고 얽혀 있다는 방증이다. 심신을 충분히 이완해 주기만 해도 꼬이고 막힌 것이 풀려 신체 에너지가 선순환한다. 이때 진동이나 뜨뜻한 느낌 등의 마음약을 주입하면 피로회복에 가속도가 붙게 된다.

마음약을 이용한 피로회복 방법은 아무 때, 아무 장소에서나 시도해도 된다. 회사 근무 중 피로가 덮치면 잠깐 의자에 몸을 묻고 마음약을 불러 본다. 여행길에 너무 걸어 피곤할 때는 두 다리를 중심으로 한 하체에, 전신이 노곤할 때면 전신에 진동 등의 마음약을 부여한다.

마음약이 강하게 들어가 약발이 미칠 때까지 정성을 기울이고 또 기울인다. 종내에는 마음약 덕택에 전신이 묵직해지거나, 뜨뜻해지거나, 진동이 출렁이는 등 긍정적인 현상이 일어난다. 한동안 그런 긍정 에너지의 힘에 신체를 맡겨 두었다가 피로가 많이 빠져나갔다 싶을 때 사지를 비틀고 일어난다.

이때 종종 몸 곳곳의 관절에서 뿌드득하는 소리가 나기도 한다. 몸을 완전히 털고 일어나면 피로 찌꺼기가 몽땅 빠져나간 것을 알게 된다. 전신이 새털처럼 가벼워지는 순간이다.

단순한 피로감을 넘어 만성피로로 진입하면 일상생활이 매우 힘들어진다. 관절 마디마디가 아프고, 근육이 욱신거리며, 불면증으로 몸이 무겁고, 기억력이 크게 떨어지기도 한다. 우울증, 편두통, 허리통증, 손발 저림, 소화불량 등이 수반되기도 한다. 몇 달간 이런 상황이 지속되면 온 힘이 바닥으로 꺼져내려 육체가 파김치가 되고 만다.

이 같은 만성피로 증세에는 백약이 무효다. 병원을 아무리 전전해도 의사가 속 시원한 답을 주지 못한다. 건강식품과 온갖 비타민제를 다 먹어도 소용없다. 운동을 열심히 해도 한없이 무기력해지는 몸을 추스르기 어렵다. 이럴 때 전신에 마음약을 접목하면 의외로 놀라운 효과를 거둘 수 있다. 마음약이 물질로 된 백 가지 약을 능가하는 효력을 발휘할 수도 있다.

• 맥이 풀린 곳

육체 일정 부위가, 혹은 전신이 맥 풀린 듯 힘이 빠지는 때가 있다. 이처럼 맥이 풀린 부위에 마음약을 적용하면 그 부위가 탱탱하게 조여져 탄력을 받는다.

과민성대장염은 대장 전체가 무력화해 소화흡수 기능이 크게 떨어진 증상이다. 이때 하복부에 마음약을 주입해 대장 안팎에서 좋은 에너지가 증폭되게 하면 증상이 개선된다. 정장(整腸) 작용이 활발해져 가스가 새어 나가고, 소화흡수 기능이 제자리를 찾는다. 그럼으로써 힘없이 풀려 있던 대장이 생기와 탄력을 되찾아 건강이 정상으로 돌아오게 된다.

역류성식도염은 음식물이 역류하는 질환이다. 먹은 음식물이 식도로 올라오지 못하게 조임쇠 역할을 하는 하부식도괄약근이 제 역할을 못해 증상이 나타난다. 이 경우 충분한 이완을 통해 진동 등의 마음약을 부여하면 괄약근의 기능이 되살아나 증상이 개선된다. 변실금과 요실금도 유사한 방법으로 항문 괄약근과 요도 괄약근 등의 기능을 정상화해 치료할 수 있다.

난치병이나 불치병 가운데는 신체 일정 부위가 맥없이 풀어져 발생하는 것들이 있다. 이관개방증이 대표적인 사례다. 이 질병은 양·한방 어디서도 고치지 못한다. 이는 평소 잘 닫혀 있어야 하는 귓속 깊은 부분의 이관(耳管)이 제멋대로 개방돼 환자에게 엄청난 고통을 주는 질환이다. 이런 질병도 이관 부위에 온 정성을 기울여 마음약을 주입하면 오랫동안 늘어져 말썽이던 이관이 탱탱하게 조여져 치유된다.

인체의 질병은 유전적인 소인을 제외하고는 대체로 다음의 두 가지

경로로 발생한다고 할 수 있다. 전자는 노폐물이 적체해 막히거나 꼬이거나 뭉쳐서 발생하는 경우다. 후자는 전자와 반대로 맥없이 풀어져서 생겨나는 경우이다. 전자도 마찬가지지만 특히 후자의 경우, 이의 해결을 위해 현대의학이 할 수 있는 역할은 제한적이다. 이 경우 마음약이 의외로 긍정적인 결과를 도출할 수 있다.

치유 에너지 유형

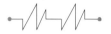

마음약을 복용해 운용하다 보면 여러 가지 치유 에너지가 등장한다. 사람에 따라, 질병에 따라, 그리고 그날의 컨디션과 마음약의 종류에 따라 각기 다른 양태의 치유 에너지들이 올라온다. 이들은 무형의 비가시적인 것들이지만, 물질로 된 양약의 치료 효과를 능가하는 놀라운 결과를 가져다주는 경우가 많다. 또한 양약과 달리 여러 가지 질병을 한꺼번에 다스리는 위력도 있다. 여기서는 주요 유형 몇 가지를 중심으로 살펴본다.

● 따뜻한 기운

태초건강법을 실천할 때 나타나는 대표적인 기운이다. 몸속 깊은 곳에서 밀밀하게 올라오는 경우가 많다. 이 기운이 계속 올라와 병증 부위를 감싸면 그곳이 뜨끈뜨끈해지면서 치유가 촉진된다. 암의 경우 일종의 냉증이므로 이 기운이 한동안 감싸면 점점 힘을 잃는다.

디스크가 있는 경우 환부 깊숙한 곳에서 밀려 올라와 환부를 뜨끈뜨끈하게 만드는 경향이 있다. 이 상태를 일정 시간 지속하면 억눌리거나 꼬여 있던 신경망이 미묘하게 정돈되며 묵은 통증과 불편감이 시원스럽게 빠져나간다. 뜨끈뜨끈한 느낌이 복부에서 꾸역꾸역 올라오면 복부 관련 질병들이 한꺼번에 다스려진다.

• 묵직한 기운

마음약 복용이 가져다주는 주요 에너지 현상이다. 퇴행성무릎관절염이 있을 경우 무릎 언저리에 묵직한 기운이 등장하는 경우가 있다. 그 기운을 정성스레 키우다 보면 그곳이 마치 고무풍선 부풀 듯 빵빵해지는 것을 느끼게 된다. 육안으로는 볼 수 없지만 당사자는 그런 에너지 현상을 확연히 느낀다.

양다리가 피곤할 때 하체에 이 방법을 적용하면 그곳이 전체적으로 묵직해진다. 그런 상태를 유지하다가 현실로 돌아와 다리를 쭉 뻗으면 뿌드득거리는 소리와 함께 탁기가 빠져나간다. 이때 본인은 피로가 빠져나가 다리가 가벼워진 것을 깨닫게 된다. 팔꿈치가 편치 않을 때도 이 방법을 적용하면 묵직한 느낌이 등장해 치료를 해 주게 된다. 묵직한 느낌이 다녀가고 나면 통증이 빠지고 팔꿈치가 가벼워신나.

뇌에 묵직한 기운이 등장하면 뇌와 관련한 각종 질환을 다스리는 데 많은 도움이 된다. 백회를 통해 우주의 좋은 기운을 불러들여 온양하면 뇌 전체가 묵직해지면서 증상이 약화한다.

• 꽉 잡아 주는 기운

몸 어딘가 맥이 풀려 있거나 체력이 떨어져 있을 때 이 같은 현상이 나타난다. 신체 일부가 막혀 있거나 에너지 순환이 뒤틀려 있는 경우도 이런 일이 벌어진다. 잘못된 신체를 바로잡기 위해 등장하는 에너지 현상이다.

이런저런 마음약을 작동시키다 보면 어떤 강력한 기운이, 단추 풀린 옷처럼 풀어진 신체 부위를 꽉 그러쥐는 현상이 나타난다. 맥 풀린 정도가 심하면 심할수록 그러쥐는 힘도 세어진다. 어디서 등장하는지 모르는 이 힘을 태초의 프로그램 덕분이란 것 외엔 달리 설명할 방도를 찾기 어렵다. 그 기운에 의지하다 보면 힘이 빠져 있던 몸에서 활력이 솟고 신체가 개운해진다. 막힌 곳이 정돈되고 불편감이 해소되는 것을 역력히 느낄 수 있다.

• 꾹꾹 눌러 주는 현상

이 현상은 치유 에너지로서 압권이다. 몹시 피곤할 때 마음약을 운용하면 이 같은 에너지가 출현한다. 어깨나 목에 피로가 겹쳐 있으면 가슴 깊은 곳에서 이 에너지가 몰려 올라와 작업을 한다. 일정 시간 꾹꾹 눌러 주는 과정을 거치면 어깨와 목이 깊은 부분까지 시원해지며 피로가 빠져나간다.

이 에너지는 몸속을 돌아다니며 피로 뭉친 곳, 통증 있는 부위를 마사지하듯 시원스럽게 눌러 준다. 혹은 문제 부위에 찜질하듯 일정한 자극을 반복적으로 가해 피로회복과 치유를 촉진한다. 등장할 때마다 상당히 기분 좋은 느낌을 동반하는 에너지 현상이다. 이 에너지를 습관적으로 향유하다 보면 항간의 찜질이나 마사지는 하급이란 느낌이 들어 받지 않게 된다.

● 찌르는 느낌

몸에 결절 등이 형성돼 있거나 어느 부위가 상당히 막혀 있을 때 등장하는 에너지 현상이다. 또 몸속 아주 깊은 부위나 굴곡진 곳, 사지 끝 같은 곳에 병증이 생겼을 때 이를 치유하기 위해 올라오는 에너지이다.

가령 손목에 결절종이 올라왔을 때 마음약을 복용하면 어떤 날카로운 에너지가 등장해 결절 덩어리를 찌르는 것을 깨닫게 된다. 이는 결절을 녹이고 해체하기 위해 다가온 치유 에너지이다. 이 에너지는 팔을 따라 어깨와 경추의 신경망에까지 영향을 미치기도 한다. 이는 손목 결절종이란 결과물이 그런 곳의 생물학적 부조화에서 기인하기 때문이다. 일정 기간 찌르는 느낌을 반복해서 갖다 보면 어느 날 결절이 스르륵 녹아 사라지는 것을 경험하게 된다.

발가락 관절염으로 걷기가 불편할 때 이런저런 마음약을 복용하면 그곳으로 찌르는 느낌이 전달돼 치유를 촉진하게 된다. 이 느낌의 치유 에너지는 하복부 깊숙한 곳이나 사타구니, 폐 속 등에 질환이 발생했을 경우 이를 치료하는 데도 긍정적 효과를 발휘한다.

• 꼼지락거리는 느낌

마음약을 운용하다 보면 몸속 여기저기서 무언가가 꼼지락거리며 지나다니는 것을 느낄 때가 있다. 마치 벌레 몇 마리가 살 속을 비집고 요리조리 움직여 다니는 것 같다. 그러나 기분은 매우 좋다. 이는 막힌 것을 뚫어 주기 위해 나타난 치유 에너지 현상이다.

염증 등 노폐물이 정체돼 혈액이나 호르몬의 선순환을 가로막다 보면 신체는 부조화와 무질서 상태가 된다. 이런 일이 반복되면 몸은 피로감을 느끼고, 마침내 질병이 고개를 들게 된다.

꼼지락거리는 느낌은 막힌 정도가 심한 곳에 가장 먼저 등장한다. 이 느낌은 그곳이 뚫릴 때까지 꾸무럭거리며 자율적으로 작업한다. 뿐만 아니라 전신을 돌아다니며 크고 작은 문제 부위를 뚫어 준다. 어느 때는 온몸 여기저기를 일제히 뚫어 주며 기분 좋은 자극을 전달하기도 한다.

• 진동

진동은 치유 프로그램이 가동될 때 나타나는 가장 기본적인 치유 에너지 현상이다. 이는 사람마다, 그리고 상황별로 매우 다양한 형태로 발현된다.

허리통증이 심한 사람은 허리가 역(逆) 브이(V) 자 형태로 격렬하게 꺾이거나, 엉덩이가 들썩거린다. 척추관협착증이 있는 사람은 통증 있는 다리가 번쩍 들어 올려지기도 한다. 온몸이 사시나무 떨리듯 떨리는가 하면, 입은 바지가 출렁거릴 정도로 뼛속 깊은 곳에서 진동이 올라오기도 한다. 어깨가 들썩이기도 하고, 한쪽 팔이 원을 그리며 한

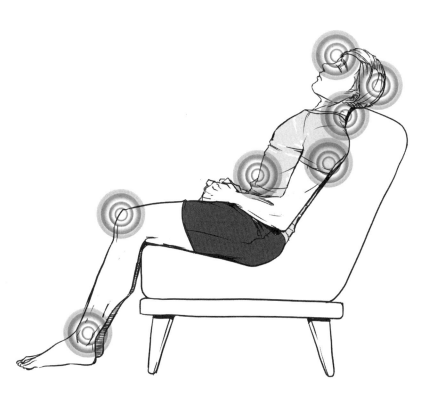

없이 돌아가기도 한다. 복부가 꿈틀거리는 때도 있으며, 누운 자세에서 머리가 들어 올려지기도 한다.

이런 강한 진동이 아니더라도 잔잔한 진동이 몸 여기저기를 지나다닌다. 특히 병증이나 통증 있는 부위에서 진동이 잘 나타난다. 이는 막히거나 뭉친 것을 뚫고, 꼬인 것을 풀며, 축 늘어진 것은 탱탱하게 조여 주는 에너지 현상이다.

어릴 적 건강을 '반듯한 백지'에 비유한다면 환자의 건강은 '구겨진 종이'와 같다. 깊은 이완을 기초로 마음약을 먹어 치유 프로그램을 작동시키면 구겨진 종이가 반듯하게 펴지며 건강이 돌아온다. 이때 흔히 느껴지는 것이 진동이다.

• 행복감 & 환희심

치유 프로그램이 가동되는 과정에서 건강과 활력이 정점에 도달하거나, 치유가 최고조에 달했을 때 나타나는 에너지 현상이다. 어떤 환희심이 머리부터 가슴, 등판, 복부를 지나 사지에 이르기까지 시냇물처럼 잔잔히 흐른다. 60조 개에 이르는 온몸의 세포들이 최상의 행복 에너지로 샤워하는 것과 같다. 스트레스에 절어 있던 세포들은 이 에너지를 만나 환호작약한다. 마치 봄날 새싹들이 부슬부슬 내리는 비를 맞아 생기를 얻듯이.

이상의 것들 외에도 매우 다양한 형태의 치유 에너지들이 등장한다. 모두 내 몸을 고쳐 주려고 등장한 에너지 현상이므로 항상 기쁜 마음으로 받아들여 운용할 일이다.

치유 작업

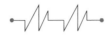

마음약 복용을 통해 등장한 여러 가지 치유 에너지들을 잘 활용하면 신체의 피로감 등 이상 증상과 대부분의 질병을 효율적으로 다스릴 수 있다. 병원에서 수술 받거나 양약 혹은 한약을 복용하지 않고도 그 이상 가는 치료 효과를 거둘 수 있다. 치료비가 들어가지 않는데도 이처럼 엄청난 치료 혜택을 누릴 수 있는 것이 태초건강법의 장점이다.

치유 에너지들은 성질이 조금씩 다르고 발생 양상도 제각각이지만 공통점이 하나 있다. 바로 육체의 문제점들을 해결하려고 등장한 것들이란 점이다. 따라서 이를 그때그때 적절히 활용하면 대단히 긍정적인 건강 증진 효과를 거둘 수 있다.

치유 에너지는 그 자체에 몸을 잘 맡기기만 해도 상당한 치유 효과가 나타난다. 예를 들어 척추 깊숙한 곳에서 뜨끈뜨끈한 기운이 묵중하게 올라왔을 때 그 상태를 가만히 유지하기만 해도 추간판 탈출 등으로 인한 통증이 개선된다. 또한 척수신경의 흐트러짐과 이로 인해 발생한 관련 장기나 근육의 증세가 완화된다. 이런 과정을 거쳐 치유 작업을 지속하면 질병이 물러가고 활력이 솟아올라 새로운 육체로 거듭나게 된다.

치유 에너지들을 좀더 적극적으로 활용하기 위해서는 다음의 방법을 운용해 보는 것도 권장할 만하다.

가. 치유 에너지 활용법

• 밀어내기

질병은 몸 안에 만성 염증 등 노폐물이 적체돼 발생하는 경우가 많다. 따라서 치유 에너지를 활용해 이를 최대한 밀어낸다. 노폐물을 웬만큼 밀어내면 몸이 가벼워져 질병이 약화하고 건강이 증진된다.

• 녹이기

따스한 봄 햇살이 꽁꽁 언 땅을 녹이듯 뜨뜻한 에너지로 병증 부위를 감싼다. 또한 그 에너지로 병증 부위를 밀밀하게 파고든다. 이를 되풀이하면 그 부위가 뜨끈뜨끈해지면서 치유가 촉진되는 것을 느끼게 된다.

• 뚫기

막힌 봇도랑을 나무막대로 뚫을 때처럼 치유 에너지로 신체의 막힌 곳을 뚫는다. 몸 안을 꾸물꾸물 돌아다니거나 힘차게 밀고 다니는 에너지를 활용해 이 같은 작업을 한다. 이를 진드근히 반복하면 몸이 뻥뻥 뚫려 시원해진다. 그러면 육체를 괴롭히던 질병의 실체가 사라진다.

• 풀어내기

뭉친 부분을 푸는 것도 질병 치유를 위해 중요하다. 오랫동안 계속된 잘못된 자세나 농축된 스트레스로 근육이 뭉쳤을 때, 또는 노폐물 적체로 일정 부위가 부었을 때 치유 에너지를 유도해 그곳을 풀어 준다. 이렇게 하면 오랫동안 육체를 괴롭혀 온 고질병이 자취를 감춘다.

• 조여 주기

질병은 신체 일정 부위가 나사 풀린 듯 풀리거나 흐트러졌을 때 나타나기도 한다. 따라서 그런 현상이 나타난 곳으로 치유 에너지를 유도하면 에너지가 자율적으로 작업해 개개풀린 것을 탱탱하게 조여 준다. 이리저리 흐트러진 것을 묵직한 기운으로 바로잡아 주기도 한다.

• 균형 잡기

질병은 신체 부조화와 무질서의 결과물이다. 치유 에너지로 나를 한없이 적시면 그 힘에 의해 육체에 우주적 질서와 조화가 깃든다. 이는 내가 억지로 하는 것이 아닌, 자율적으로 일어나는 현상이다. 이를 통해 육체는 조화와 균형을 되찾고 참된 건강이 실현된다.

이러한 치유 진행 작업은 크게 '부분 치유'와 '전신 치유'로 구분해 살펴볼 수 있다. 부분 치유란 장기 등 신체의 일정 부위를 미시적으로 세밀하게 치료하는 것을 말하며, 전신 치유란 온몸을 상대로 보다 넓은 범주에서 한꺼번에 치유 작업을 진행하는 것을 가리킨다.

나. 부분 치유

자신이 원하는 신체의 일부분을 대상으로 치유 작업을 수행할 수 있다. 통상적인 치료 방법이다. 부분 치유는 각종 장기를 비롯해 신체의 거의 모든 부분에서 달성할 수 있다.

• 뇌

뇌 안에서 치유 작업을 할 수 있다. 마음약 처방을 통해 뇌 안에 치유 에너지가 유도되면 뇌 근육이 꼬무락거리거나 어떤 시원한 기운이 그곳을 관통하는 것을 느낄 수 있다. 또는 어떤 힘이 뇌 근육을 묵직하게 잡아 주는 현상도 발생한다.

이 같은 상황에 적절히 자신을 맡긴 채 치유 작업을 하면 놀라운 결과가 나타난다. 경도인지장애, 알츠하이머형 치매, 뇌전증(간질), 조현병, 파킨슨병, 뇌종양 등과 우울증 등의 증세를 상당 부분 호전시킬 수 있다.

물론 이들 질환이 완치되기까지는 상당 기간 지속적인 노력을 기울여야 한다. 또 파킨슨병의 경우 굳어진 근육을 풀어 주기 위한 노력을 별도로 부단히 쏟아부어야 한다.

• 가슴

양쪽 가슴 깊은 부분에서 치유 작업을 진행할 수 있다. 가슴에서는 꾹꾹 눌러 주거나 날카롭게 찔러 주는 등의 치유 에너지가 등장하는 경우가 많다. 묵직한 느낌이 폐, 심장 등과 관련한 경추의 신경망을 잡아 주기도 한다. 또 어떤 뜨뜻한 느낌이 일어나 경추와 이들 장기를 찜질해 주는 듯한 현상도 벌어진다.

이 같은 에너지에 자신을 맡기거나 이를 활용해 밀어내기 작업을 하면 폐 안의 썩은 염증이 기관지와 기도를 따라 꾸역꾸역 올라오기도 한다. 이때 가래를 뱉으면 거무스름한 색깔을 띤 것이 토해져 나온다. 누런 빛깔의 일반 가래와 달리 이런 것이 나오는 이유는 폐 안에 악성 염증이 오랫동안 누적돼 있었기 때문이다. 이런 과정을 몇 차례 반복하면 병원에서 치료 불가능한 천식이나 폐결절 등의 증세가 약화한다.

또 심장 쪽에서 막힌 것을 뚫어 주거나 뭉친 것을 풀어 주는 등의 작업을 하면 협심증이나 심근경색증 등의 관상동맥질환이 개선된다. 조여 주거나 균형 잡는 작업을 진행하면 심장이 덜그럭거려 불안정한 부정맥 증상도 완화된다. 이 같은 작업을 오랫동안 실시하면 이들 질환을 크게 약화할 수 있다.

• 어깨

양어깨 깊숙한 곳에서 치유 작업을 할 수 있다. 어깨 질환이 있을 때는 주로 꾹꾹 눌러 주어 시원한 느낌이 들거나, 뜨끈뜨끈하게 찜질하거나, 날카롭게 찌르는 듯한 치유 에너지가 발생할 수 있다. 또 어깨가 들썩거리거나, 부르르 떨리거나, 팔이 저절로 빙빙 돌고 쭉쭉 늘어나는 현상이 나타날 수도 있다.

이들 에너지에 나를 그대로 맡기거나 그 힘을 빌려 밀어내기, 풀어주기 등의 작업을 하면 오십견, 석회화건염, 회전근개파열 등의 증상이 완화된다. 물론 이들 질환이 고질화되었을 경우는 오랫동안 꾸준히 치유 작업을 해야 증세를 개선할 수 있다.

• 복부

복부에는 각종 소화기관을 비롯한 장기들이 많이 몰려 있다. 따라서 이곳에서 치유 작업을 실행하면 위궤양이나 과민성대장염 등 소화기계통 질환과 간장 질환, 췌장 질환, 콩팥 질환 등의 치유에 진전이 있게 된다. 여성의 자궁 질환도 증상이 개선된다.

이곳에 나타나는 치유 에너지는 복부가 출렁거리는 형태의 강한 진동이나 시원스런 정장(整腸) 작용, 무언가 꿈틀거리며 지나다니는 현상 등이다. 이들을 잘 활용하면 굳이 병원을 찾지 않더라도 상당수의 복부 관련 질환으로부터 해방될 수 있다.

• 허리

허리통증 환자에게는 뜨끈뜨끈하거나 묵직한 치유 에너지가 등장하는 경향이 있다. 그 에너지에 허리를 충분히 맡기면 무언가가 찜질하듯 허리를 시원스레 눌러 주는 현상이 나타난다. 이를 일정 시간 지속하다가 몸을 일으키면 허리가 묵직하며 거뜬해진다. 허리 통증으로 벌벌 떨던 사람도 신체 움직임에 자신감을 회복하게 된다.

허리통증이 만성화하면 다리에까지 악영향이 미친다. 다리로 통증이 뻗어 나간 환자는 허리에서 일어난 치유 에너지를 다리로 쭉쭉 밀어 넣으면 된다. 이런 작업을 하다 보면 다리에 찌릿찌릿한 자극이 전달되면서 기분이 좋아진다. 치유 작업을 중단하고 현실로 돌아와 발걸음을 내딛으면 통증이 감쪽같이 빠져나가 신기한 느낌이 든다.

만성 요통 환자는 허리춤이 심하게 꺾이거나 엉덩이가 좌우로 들썩거리는 등의 심한 진동 현상이 나타나기도 한다. 이럴 때는 일정 시간 그 진동에 몸을 충분히 맡긴다. 일정 시간이 흐르고 진동이 잦아들면 통증도 함께 빠져나가 허리가 개운해진다.

이 건강법을 통해 외과적으로 변형된 허리질환까지 완치할 수는 없다. 하지만 그로 인해 발생한 통증을 충분히 제압할 수 있으므로 완치에 버금가는 효과를 거둘 수 있다.

● 척추

척추에 등장하는 치유 에너지는 활용도가 매우 높다. 주로 묵중하거나 뜨뜻하게 등장하는 이 에너지는 수많은 척수신경 가닥을 따라 전신의 장기와 근육, 인대, 뼈 등으로 보내질 수 있다. 즉, 의식적으로 이 에너지를 필요한 곳에 연결해 작업할 수 있다. 또는 척추 전체에 묵직하거나 뜨뜻한 기운을 한껏 길어 올려 지니고 있으면 그 기운이 척수신경을 통해 저절로 질병 있는 부위에 전달되기도 한다. 이를 통해 치유가 촉진된다.

때로는 척추에 크고 작은 진동이 등장하기도 한다. 척추를 따라 꾸물꾸물 오르내리거나 진동 모드의 휴대폰이 울릴 때와도 같은 강력한 떨림 현상이다. 이들을 적절히 운용하면 각종 척추 질환은 물론이고 척수신경 손상으로 인한 장기 질환까지 상당 부분 다스릴 수 있다.

• 사지

치유 에너지를 팔다리의 질환 부위에 등장시켜 작업할 수 있다. 퇴행성 무릎관절염이 있을 경우 무릎 언저리에 치유 에너지를 불러 작업하면 찌릿찌릿한 자극이 가해져 통증이 완화한다. 때로는 묵직한 에너지가 등장해 무릎 전체를 꽉 잡아 주기도 한다. 질병 상태가 중하면 중할수록 그러쥐는 느낌도 강력하다. 어느 때는 무릎 부위를 초토화할 듯 덮쳐 당사자를 당황하게 만들기도 한다.

하지만 폭풍처럼 다가온 거센 기운이 빠져나가고 나면 굉장히 기분 좋은 느낌이 무릎 부근을 감돈다. 이때 일어나 걸으면 뻑뻑하던 무릎이 상당히 부드러워진 것을 깨닫게 된다. 호르몬과 혈액의 흐름이 개선되면서 증상이 완화된 것이다. 때로는 반월상 연골판 손상으로 찌르듯 달려들던 통증도 이런 치유 작업으로 감쪽같이 사라지기도 한다.

척추에서 일어난 치유 에너지를 사지로 쭉쭉 밀고 내려가면 그곳에 발생한 난치성 질환들을 다스릴 수 있다. 물론 완전한 치유를 이루기까지는 여러 날, 혹은 여러 달 반복적으로 정성을 들여야 한다.

• 사타구니

정력이 떨어진 남성은 사타구니 부근에서 치유 작업을 하면 좋다. 사타구니와 하복부, 허벅지를 감싸 치유 에너지를 유도하면 된다.

태초건강법을 시도하면 어느 때는 저절로 그 부근에서 치유 에너지가 발현되기도 한다. 그곳이 약하기 때문에 정상화하기 위해 자율적으로 치유 에너지가 생겨나는 것이다. 우리 몸에 내장된 치유 프로그램의 작용은 이처럼 신묘하다.

사타구니 부근에서는 주로 묵직하면서 짜릿한 반응이 일어난다. 이 느낌을 즐기며 정성을 다해 온양하다 보면 그 기운이 점점 강성해져 하복부와 허벅지, 사타구니, 전립선 등을 휘어잡는다. 자신은 그러한 기운을 한동안 그대로 지니고 있기만 하면 된다. 그러면 힘없이 쪼그라져 있던 페니스가 마침내 탄력을 회복하고 정력이 올라온다. 이 작업을 전신의 막힌 부분 뚫는 작업과 병행해 실시하면 효과가 배가된다.

다. 전신 치유

부분 치유만으로는 질환을 제압해 건강을 완전히 회복하기가 쉽지 않은 경우들이 있다. 이는 질병이란 결과물이 가지와 뿌리에 해당하는 부분을 수없이 거느리고 있기 때문이다.

예를 들어 암 덩어리가 발견됐을 때 이 부위만 공략해서는 소기의 치유 성과를 거두기 어려울 수 있다. 왜냐하면 암은 이를 촉발한 원인을, 흐트러진 척수신경 신경다발이나 호르몬 불균형 등의 양상으로 주위에 어지럽게 거느린 경우가 많기 때문이다. 따라서 범위를 확대해 이들을 모두 어루만져 정돈하는 방법으로 치유해야 암이란 결과물이 전격적으로 녹아 사라진다. 전신 치유를 도모해야 하는 이유가 여기에 있다.

또 한 가지 질병은 다른 질병과 상호 연관을 맺고 상승 작용을 하는 경우들도 있다. 그런가 하면 하나의 질병이 2차, 3차로 다른 질병들을 파생시키기도 한다. 이런 경우도 반드시 그 질병과 다른 질병을 한꺼번에 치유해야만 한다. 그러지 않고 개개의 질병에 따로따로 대응하다 보면 완전한 치유를 달성하지 못하는 상황에 처할 수 있다. 전신 치유를 고려해야 하는 이유가 여기에도 있다.

서양의학이 과학적이고 분석적인 방법으로 병을 수많은 종류로 세분했지만, 이들은 몸이란 유기체를 중심으로 상호 연결돼 있다. 따라서 전신 치유 방법으로 동시다발적으로 대응하면 이들을 전인적·총체적으로 약화하거나 뿌리 뽑을 수 있다.

완전한 건강은 몸 안의 여러 가지 통증과 질병, 무질서와 부조화 현상들을 전체적으로 다스릴 때 실현될 수 있다. 이들을 따로따로 해결하지 않고 전체를 한 묶음으로 하여 전신 치유 방법으로 물리치는 것이 가장 현명한 방법이다.

이 같은 전신 치유야말로 태초건강법의 종결자라 할 수 있다.

• 태초건강법을 실천하다 보면 어느 한 부분이 아니라 몸 전체가 후끈후끈 달아오르는 때가 있다. 치유 에너지가 온몸에서 전격적으로 일어난 것이다. 또 묵직하게 센 기운이 몸을 전반적으로 휘어잡는 경우도 있다. 이런 때는 그 상황에 전신을 녹록히 내맡긴 채 전신 치유가 자율적으로 작동되도록 계속 방임하는 것이 좋다.

시간이 적당히 흘러 치유가 상당히 진행된 느낌이 들면 치유 에너지의 품에서 벗어나 현실로 돌아온다. 그러고는 몸을 이리저리 비틀어 보고, 사지의 관절도 돌려 본다. 이때 관절 등 몸 여기저기서 뿌드득거리는 소리와 함께 마지막까지 남아 있던 탁기의 잔재들이 빠져나가게 된다. 그런 뒤 자리를 털고 일어나면 몸이 새털처럼 가벼워진 것을 느끼게 된다. 전신 치유를 통해 내 몸이 건강과 활력을 되찾은 것이다.

• 태초건강법을 작동하다 보면 머리부터 몸통을 거쳐 발끝까지 잔잔한 진동이 시냇물처럼 흐르는 경우가 있다. 혹은 어떤 기운이 전신을 이리저리 휘젓고 다니기도 하고, 강한 진동이 드르륵드르륵하며 온몸을 뚫고 돌아다니기도 한다. 이 과정에서 어깨가 들썩이고, 배가 꿈틀거리며, 다리가 부르르 떨리기도 한다. 온몸의 막힌 경혈이 뚫려 기혈이 선순환되는 가운데 나타나는 현상이다. 즉, 막혀 제대로 분비되지 않던 호르몬과 신경전달물질이 적절히 분비되고, 과다하게 나오던 것은 분비가 억제되며, 혈액 흐름이 개선되고, 오래 쌓여 있던 노폐물이 빠져나가는 것이다.

이 같은 전신 치유를 한바탕 겪고 나면 육체가 신생(新生)을 하게 된다.

• 온몸의 주요 통증과 그로부터 파생된 크고 작은 연관통을 거미줄처럼 한데 묶는다. 혹은 여러 가지 질병을 마음으로 굴비 엮듯 한데 엮는다. 그리고 질병의 열매에 해당하는 부분뿐 아니라 그 가지와 줄기, 뿌리 부분도 의식으로 찬찬히 더듬어 찾아낸다. 그러고는 이들 모두를 역시 거미줄처럼 연결한다.

전신에 치유 에너지를 유도해 이들을 동시다발적으로 그 에너지에 연결한다. 그러고는 그 에너지의 힘으로 이들을 한꺼번에 다스린다. 보쌈하듯 말아 몸 밖으로 밀쳐 내기도 하고, 뜨뜻한 기운으로 한꺼번에 위무하는 듯한 자세를 취하기도 한다.

강한 에너지가 올라왔을 때는 그 힘으로 이들 부조화와 무질서의 편린들을 휘어잡는다. 그런 상황에서 병증과 통증을 동시다발적으로 녹여 내거나 약화한다. 마음의 그물망에 이들을 쓸어 담아 몸 밖으로 내보내는 행위를 반복하는 것도 좋다.

이렇게 하면 크고 작은 통증과 병증이 한꺼번에 잡힌다. 물론 악성질환일 경우는 오랫동안 이를 되풀이해야 소기의 성과를 달성할 수 있다.

• 증상이 심한 부위에 치유 에너지를 유발해 이를 전신 치유의 시발점으로 삼을 수도 있다. 즉, 질병이 심한 부위에 핵단추 누르듯 강한 진동이나 묵직한 치유 에너지를 등장시킨다. 그러고는 이를 전신의 가지, 잎, 줄기, 뿌리에 해당하는 부위로 확산시킨다.

일례로 허리통증이 심한 환자는 요추에서 치유 에너지를 일으킨다. 그러고는 허리통증과 연관돼 불편감이 느껴지는 방광, 전립선, 다리, 발목 등에까지 치유 에너지를 쭉쭉 밀고 들어간다. 인체의 무질서와 부조화를 한꺼번에 정돈하는 것이다. 이렇게 해야 허리통증이 완벽하게 나을 수 있다. 허리 자체에만 집중하고 그 밖의 부분들을 방치하면 온전한 치유를 달성하기 어려울 수 있다.

• 전신에 치유 에너지를 유도해 그것이 가져다주는 행복감에 젖어 있다가 이를 신체 한 부위에 발생한 질병에 연결하면 부분 치유 효과를 극대화할 수 있다. 방법은 전신에 치유 에너지를 한껏 길어 올린 뒤 그 여세를 몰아 부분적으로 발생한 질병을 향해 집중적으로 다가가는 것이다. 이렇게 하면 부분 치유 효과가 훨씬 커진다. 이렇게 전신 치유와 부분 치유를 오가며 작업하는 것도 완벽한 건강을 실현할 수 있는 훌륭한 방편이다.

제 **3** 장

태초건강법
깊이 보기

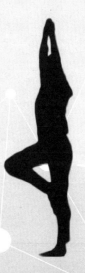

치유 에너지가
나타나지 않을 때 대처법

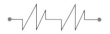

태초건강법을 터득하는 것을 자전거 타기에 비유할 수 있다. 자전거 타기는 처음 배울 때 누구나 어려움을 겪는다. 이리저리 부딪히고 개울물에 처박히기도 한다. 그러다가 일단 방법을 알고 나면 이렇게 재미있고 편리한 것을 그동안 왜 몰랐나 하는 생각을 갖게 된다.

태초건강법이 꼭 그렇다. 처음 배울 때는 요리조리 애먹이지만 일단 터득해 익숙해지고 나면 굉장한 기쁨을 느낀다. 건강에 자신감이 붙고, 세상이 완전히 달리 보인다.

자전거를 타면 돈 안 들이고도 이동의 자유를 맘껏 누릴 수 있는 것처럼, 이 건강법 위에 올라타면 아무런 비용 지불 없이 건강 증진과 질병 치유 효과를 달성할 수 있다. 성인병, 난치병, 유전병, 희귀병에 희망이 보이고, 실제 이들이 다스려지기도 하는 것을 경험하면 감탄하지 않을 수 없다. 이런 상황에 도달하기까지는 누구나 일정한 시행착오를 거쳐야 한다.

시행착오를 거치는 과정에서 가장 힘든 단계는 치유 에너지가 잘 올라오지 않는 경우다. 처음 시도하는 사람들에게 이는 어찌 보면 당연한 결과다. 그동안 물질 약에 기반한 병원 치료에 익숙해 있던 이들이 비물질, 에너지 세계를 체험하고 이를 건강 증진에 활용한다는 것이 간단한 일일 수는 없다. 그러나 이처럼 뛰어난 건강법의 혜택을 누리기 위해서는 코페르니쿠스적인 사고의 전환을 이뤄 내야 한다. 그리고 기도할 때처럼 일단 믿어야 한다. 그러지 않고는 목적을 달성하기 어렵다.

치유 에너지를 잘 끌어 올리지 못하는 사람들은 대체로 다음의 몇 가지 부류다.

첫째, 개인 성향에 문제가 있는 경우다. 병은 의사나 약이 고쳐 준다고 맹신하며 밖에서만 답을 찾으려고 한다. 이런 사람은 밖으로 향하는 생각과 시선을 차단하고 이를 내면으로 돌리는 노력을 기울여야 한다. 내 안에 위대한 자율적 치유 능력이 있는데 이를 저버리고 밖에서 답을 찾으려 하는 것은 어리석은 일이다. 이를 깨닫지 못하는 한 그에게는 희망이 없다.

둘째, 너무 쉽게 목적을 달성하려는 사람들이다. 어떤 환자는 깊은 이완 등의 필요한 노력은 하지 않고 '알약 같은 것을 한두 알 먹고 쉽게 터득하는 방법은 없냐'고 묻기도 한다. 이런 물음 앞에 필자는 헛웃음을 짓지 않을 수 없다.

모든 일에는 왕도가 없다. 탁구나 테니스를 배우더라도 일정 기간의 기초훈련은 필수다. 일종의 내적, 정신적 스포츠라 할 수 있는 태초건강법을 연마하는 데도 마땅히 훈련 과정은 거쳐야 한다.

물론 이런 과정을 거의 생략한 채 터득하는 사람도 있기는 하다. 그러나 이는 극히 일부 사례이며, 대부분은 일정 기간 정성과 노력을 기울이지 않으면 안 된다. 그런 노력 없이 알약 하나로 해결하려는 마음을 버리지 않는다면 진정한 치유는 기대하기 어렵다.

셋째, 신체 기혈의 흐름이 너무 막힌 경우도 치유 에너지가 잘 올라오지 않는다. 이럴 때는 적당한 운동을 통해 몸을 충분히 풀어 준 다음 치유 에너지를 유도하면 좋다. 이때 운동의 피로감을 해소하는 에너지가 올라오는 수도 있다. 또 포도주 몇 잔을 마시거나 사우나 등으로 몸을 풀어 준 다음 치유 에너지를 부르면 효과가 나타날 수 있다.

넷째, 집중력이 부족한 사람들이 목적 달성에 어려움을 겪는다. 충분한 이완 속에 깊은 내면으로 들어가 치유 에너지란 귀빈을 맞아들이기 위해 집중해야 한다. 정성과 간절함 속에 집중력을 모을 때 저 너머에서 이쪽으로 치유 에너지가 밀려오게 된다.

한편 이들과 다른 경우지만 건강이 매우 좋은 사람에게도 치유 에너지가 잘 나타나지 않는다. 치유 에너지는 주로 병을 고쳐 주기 위해 등장하는 것이므로 건강한 이에게는 당연히 다가오지 않는다. 하지만 이런 사람도 치유 에너지를 다소 체험할 수는 있다. 이런 경우는 아주 여리고 잔잔한 에너지가 등장한다. 이런 에너지를 전신으로 맑은 시냇물처럼 몰고 다니며 매일같이 에너지 샤워를 하면 장수하는 데 도움 된다.

건강 보검이지만 검법을 익혀야 한다

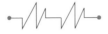

　몸에 뛰어난 치유 프로그램이 있음을 알게 된 사람은 건강을 지키는 보검을 손에 넣은 것과 같다. 사람은 누구나 이 보검을 허리춤에 차고 있는데도 대부분 그것이 보검인 줄 모른 채 인생을 산다. 그러는 동안 병원에 끌려다니며 수술 등으로 갖은 고생을 다하고 돈도 많이 쓴다. 하지만 현명한 사람은 칼자루에서 보검을 빼 들고 휘두를 줄 안다. 햇빛에 번쩍이는 칼날의 위용 앞에 질병이란 악귀들이 힘을 잃고 쓰러진다. 탄성이 절로 나올 수밖에 없다.

　그러나 아무리 훌륭한 보검이어도 주인이 검법을 잘 익혀 두지 않으면 쓰임새가 제한될 수밖에 없다. 적병을 몇 명까지는 보기 좋게 쓰러뜨렸는데, 계속해서 갖가지 전술로 달려드는 적의 무리를 당해 내기에는 역량이 달린다. 이렇게 되면 보검은 땅바닥에 떨어져 고철 신세가 되고, 주인은 다시금 강성한 적의 기세에 밀려 고전하게 된다.

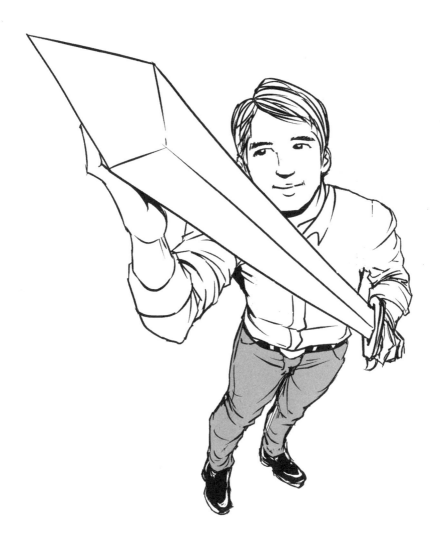

태초건강법을 배운 사람은 처음에 치유 에너지가 전격적으로 일어날 때 굉장히 감동 받는다. 수년간 자신을 괴롭혀 온 질병이 이 에너지의 출현으로 한 순간에 약화하는 것이 신기할 따름이다. 살아생전 그런 놀라운 경험은 처음이다. 하지만 그런 사람도 지속적으로 노력하지 않으면 역량이 신장되지 않아 땅바닥의 검처럼 어렵게 터득한 이 건강법을 놓치고 만다.

질병은 항상 그 기세대로 마냥 있는 것이 아니다. 때때로 양태를 달리해 방어막을 요리조리 피하며 달려들어 환자를 지치게 만든다. 따라서 운용의 묘를 기해 지혜롭게 대응해 주지 않으면 강성해진 질병의 힘에 당하고 만다. 검법을 익히듯 태초건강법의 역량을 계속 높여가야 하는 이유가 여기 있다.

검술사는 매일같이 이리저리 날 듯 뛰어다니며 고도의 검술을 연마한다. 태초건강법을 연마하는 사람도 질병을 상대로 이를 극복하기 위한 기술을 고도로 쌓아 가야 한다.

가령 어깨질환이 심한 사람이 있다고 치자. 그는 통증으로 밤마다 잠을 제대로 이루지 못한다. 그런 사람에게 태초건강법이 처음 작동되면 어깨가 들썩이기도 하고, 팔이 빙빙 돌거나 쭉쭉 잡아당겨지기도 한다. 남이 보기에는 작위적으로 그러는 것 같지만, 절대 그렇지 않다. 자율적으로 일어나는 강력한 진동 현상이다. 이런 진동이 한바탕 다녀가고 나면 통증이 거짓말같이 줄어든다.

하지만 그랬다고 해서 어깨질환이 확실히 고쳐진 게 아니다. 며칠 지나면 다시 통증이 시작될 수 있다. 어깨질환은 근육 깊숙한 곳에 잠복해 있어 상황이 바뀌면 다시 마각을 드러내곤 한다. 따라서 팔을 조금씩 돌려 새로운 각도를 만들고, 그렇게 새로 나타난 각도 사이사이에 진동을 부여해 통증을 밀어내는 방법을 사용하면 효과를 볼 수 있다.

이런 방식으로 팔을 360도로 회전해 가면서 다양한 각도를 드러내고 그때그때 계속해서 진동을 부여하면 어깨근육 깊숙한 곳에 지독하게 박혀 있던 만성염증과 석회화된 물질, 탁기 등이 밀려 나가며 병이 근본적으로 손아귀에 잡힌다.

또 바닥에 바르게 누워 이 작업을 하다가 반대로 엎드려 해 주기도 하고, 모로 돌아누워 해 주기도 하는 등 매우 다양한 자세로 대처해 주어야 한다. 이 같은 작업을 적어도 여러 날에 걸쳐서, 혹은 몇 달 동안 해 줘야 어깨통증이 뿌리 뽑힌다.

이 같은 기술은 자신이 갖가지 시행착오를 거치며 연마해야 내 몸을 지키는 고도의 검법이 된다. 훗날 다시 유사한 질환이 발생해도 이 같은 고도의 기술로 자신 있게 물리칠 수 있다.

또 태초건강법을 배운 지 얼마 안 되는 사람은 치유 에너지의 등장을 체험하기는 했어도 이를 신체 깊숙한 곳의 고질병이나 말단의 질환에 유도해 고치는 역량까지는 배양하지 못했을 수 있다.

가령 발가락 끝에 퇴행성관절염이 있어 걸을 때 통증이 심하거나, 폐 속 깊은 곳에 결절 덩어리가 있어 고생하는 사람이 있다고 치자. 그런 사람들은 전신에 치유 에너지를 충분히 일으킨 뒤 그 에너지를 증상이 나타난 부위로 집약적으로 몰고 들어가면 된다.

그러면 그 강성한 기운에 의해 찌릿찌릿하거나 시원스런 자극이 전달되면서 병세가 힘을 잃는다. 여러 날 이 같은 작업을 되풀이하면 고질병도 제압되기에 이른다. 이 같은 방법까지 터득해야 고도의 검법을 구사하는 검술사처럼 유능한 태초건강법 실천가가 된다.

이 같은 고도의 기법은 전문가의 지도로 전수받을 수도 있지만, 대개는 스스로 갖은 시행착오를 거치며 배우게 된다.

큰 범주에서 설명하자면 외적으로 요란하게 표현된 치유 에너지를 내적으로 수렴해 깊숙한 부위까지 쭉쭉 밀고 다니는 기술을 함양해야 한다. 또 부분 치유를 전신 치유로 확대하고, 반대로 전신 치유 역량을 부분 치유를 위해 밀도 있게 사용할 줄도 알아야 한다.

이와 함께 약한 치유 에너지를 강한 치유 에너지로 승화시킬 줄 알아야 하고, 전격적으로 등장한 이 에너지를 갖가지 방법으로 운용해 언제 어떤 질병이 닥치더라도 자신 있게 대응할 수 있을 정도의 역량을 배양해야 한다.

이 같은 수준에 다다르면 건강 보검을 자유자재로 휘두를 줄 아는 검술사처럼 되어 생을 마감하는 날까지 병원이나 약국을 찾을 일이 거의 없게 된다.

태초건강법의 압권

앞에서도 설명했듯이 태초건강법의 최종 목표는 전인적, 총체적 치유를 달성하는 것이다. 다시 말해 누적된 피로와 스트레스를 몰아내고 몸에 침입한 질병을 총체적으로 치료해 젊고 활력 있는 육체로 거듭나는 것이다.

이런 결과를 얻기 위해서는 어떤 방법을 쓰는 게 가장 합리적이고 효율적일까. 여기서는 이와 관련한 지름길을 안내하고자 한다.

다음의 방법은 우리 스스로 전인적 치유를 달성할 수 있는 가장 효율적인 기법으로, 이 건강법의 압권이라 할 만하다.

1. 새벽 시간대 활용

앞에서도 언급했듯이 새벽 잠자리에서 이 건강법을 작동시키는 것이 가장 효율적이다. 거듭 말하지만 새벽녘이야말로 육체 이완이 최고조에 달한 시간대이기 때문이다.

특히 램 수면 같은 깊은 수면에서 막 깨어난 순간은 의식이 약간 돌아와 희미한 상태이며, 몸은 아직도 잠에 취해 있다. 잠의 손길이 여전히 머리부터 목, 어깨, 등판, 복부와 사지를 휘어잡고 있어 전신이 노곤하다. 이런 상태이기 때문에 별도로 이완을 위한 노력을 기울일 필요가 없다. 즉, 이완의 건강 열차에 무임승차한 것과 같다.

2. 전신을 바라본다

실눈을 뜨고 잠잠히 누운 상태에서 의식을 내면으로 향하게 한다. 천장에서 무언가가 자기 몸을 내려다보는 것 같은 자세를 갖는 것도 좋다.

흐릿한 의식으로 몸 여기저기를 더듬는다. 몸 안 깊숙한 곳으로 들어가 보거나 구석구석으로 다가간다. 이런 방법으로 머리부터 몸통을 거쳐 사지에 이르기까지 전신을 스캔한다.

혹은 전신으로 내면 여행을 하면서 마음의 탐조등으로 곳곳을 비추는 자세를 취하는 것도 괜찮다. 탐조등을 비추면서 몸에 통증 있는 곳이나 병증 있는 곳을 군데군데 찾아낸다.

3. 치유 목표를 설정한다

흐릿한 의식으로 내면을 더듬다 보면 이상한 부위가 나타난다. 무언가 뭉친 부위나 통증이 어려 있는 부위다. 피로감이 몰려 있거나 무언가 맥이 풀린 곳도 샅샅이 찾아낸다. 그러고는 이들을 몰아내거나 치유해야 할 대상으로 설정한다.

4. 진동을 일으킨다

전신 진동을 일으킨다. 진동이야말로 치유를 위한 가장 효율적인 수단이라 할 만하다.

진동을 일으키기 어렵다면 뜨뜻한 기운이나 묵중한 기운을 길어 올려 운용하는 것도 좋다. 이 기운을 전신으로 확산시킨다. 또 진동과 유사하게 전율감을 일으키거나 꽉 잡아 주는 기운, 환희심 등을 유도해 활용하는 것도 한 방법이다.

단번에 전신 진동을 일으키기 어려우면 통증이나 피로가 가장 많이 몰린 부위에서 부분 진동을 일으킨다. 가령 목디스크가 있으면 경추 부위에 진동을 일으키고, 허리가 아프면 요추 부위에 진동을 유도한다. 그러고는 이를 전신으로 확산시킨다.

5. 치유 등의 작업을 한다

전신에 올라온 진동의 힘으로 피로감이나 병증을 몰아낸다.

먼저 온몸에 피로가 몰려 있으면 진동의 힘으로 그것을 통째 감싸 진드근히 밀어낸다. 한동안 그런 작업을 하고 있노라면 전신에 걸려 있던 피로감이 서서히 빠져나가는 것을 느낄 수 있다. 진동의 힘으로 전신을 꾹꾹 눌러 주는 것도 피로감을 약화하는 데 많은 도움이 된다.

통증과 뭉침, 막힘, 꼬임 등의 현상은 질병의 표현이다. 질병을 몰아내기 위해 통증이 있는 목표 지점으로 다가가 진동의 힘으로 통증 밀어내기 작업을 한다. 방법은 진동의 힘으로 그 부위를 꾹꾹 눌러 주는 것이다. 혹은 동일한 힘으로 그 부위를 찜질하거나 깊이 마사지하는 것 같은 작업을 한다.

동일한 힘으로 그 부위를 한바탕 휘젓는 듯한 마음 행위를 하는 것도 권할 만하다. 무언가 뭉치거나 꼬이거나 막힌 것 같은 부위에도 같은 방법을 적용한다. 이런 작업을 지속하다 보면 통증이 시나브로 빠져나가고, 뭉치거나 막힌 것이 풀려 건강이 돌아온 것을 느끼게 된다.

가령 심장질환으로 가슴이 답답하거나, 쥐어짜는 듯하거나, 심장이 덜컹거리는 등의 증상이 있다면 진동의 힘으로 그곳을 진드근히 감싸거나, 꾹꾹 눌러 주거나, 탁기를 밀어내는 듯한 마음 행위를 한다. 뜨뜻한 기운이나 묵중한 기운 등을 적용해 그 힘으로 동일한 치유 행위를 하는 것도 좋다. 그러면 심장 부위의 비정상적인 현상들이 천천히 정돈된다.

폐에 이런저런 증상이 있으면 폐 속 깊숙한 곳에서 유사한 방법을 시도한다. 그러면 깊은 곳에서 기침이 올라오기도 하고, 묵은 가래가 기관지와 기도를 따라 배출되기도 해 증상이 개선된다. 대장에 질환이 있을 경우 하복부에 비슷한 방법을 적용한다. 그러면 묽은 변이나 변비가 해소되고 가스가 빠져나가는 등 정장 작용이 일어나 대장 기능이 정상화되는 것을 알 수 있다.

관절 질환이 있는 경우 이 방법을 적용하면 관절 부위의 통증이나 부스럭거리던 증상이 개선되는 것을 감지할 수 있다. 이외에도 거의 모든 질환에 적용해 증상이 개선된 것을 깨달을 수 있다. 잠자리가 최고의 치유 병상이 되는 셈이다.

누워서 마음 행위를 하다가 반대로 푹신한 베개를 턱에 괴고 엎으려 같은 행위를 되풀이하면 치유 효과가 더 높아질 수 있다. 이 같은 방법으로 전신의 질병을 모두 몰아내고 현실로 돌아오면 된다.

6. 몸을 스트레칭하고 기지개를 켠다

마지막으로 온몸을 스트레칭하고 관절 곳곳을 꺾어 준다. 그러면 관절 마디마디가 뿌드득거리는 소리를 내며 몸에 최종적으로 남아 있던 탁기의 잔재들이 떨려 나간다. 그런 다음 기지개를 켜며 몸을 일으킨다. 이때 몸이 새털처럼 가벼워지고 원기가 뻗치는 것을 느끼게 된다. 집에 비유하면 리모델링이나 재건축을 한 것이요, 자동차에 비유하면 노후된 것이 정비 과정을 거쳐 튼튼하게 수리된 것과 같다.

약점이 강점 된다

태초건강법의 세계에서는 신체 약점이 역설적으로 강점이 된다. 왜냐하면 치유 에너지가 그곳에 자율적으로 먼저 다가붙을 뿐 아니라 그곳에서 가장 강하게 작업하기 때문이다.

이 과정을 거치고 나면 약점 있던 부위는 튼튼한 부위로 거듭난다. 설령 질병이 단번에 고쳐지지 않더라도 매번 치유 에너지가 등장할 때마다 그곳을 휘어잡아 건강성과 활력을 불어넣는다. 덕분에 당사자는 환자라 해도 일상생활을 영위하는 데 별 어려움을 못 느낀다. 약점 부위가 무난하거나 강건한 부위로 거듭나는 것이다.

또 태초건강법에서는 약점 부위로부터 치유를 유도하기 때문에 이 부위가 매우 소중하게 여겨진다. 약점 부위는 자동차 핸들이나 솥뚜

경의 손잡이처럼 일의 시발점 역할을 한다. 이곳으로 유도돼 점점 커진 치유 에너지를 전신으로 확산시키면 전신의 건강성이 증진된다. 불구 자식이 효자 노릇하는 것과 같다.

가령 만성 허리통증으로 수십 년간 고생한 사람이 있다고 하자. 이런 환자라면 요추의 추간판이 탈출했을 가능성이 있다. 또 콩팥의 사구체 기능 약화로 노폐물이 잘 걸러지지 않아 몸 곳곳이 부을 수 있다. 방광염과 다리통증이 동반되거나, 이명 증세로 고통받을 수도 있다.

이런 사람은 통증이 몰린 요추 부근을 치료의 시발점으로 삼으면 좋다. 즉, 그 부위에 정성껏 치유 에너지를 유도하는 것이다. 또 전신 이완 상태에서 자신에게 적합하다 싶은 마음약을 복용하기만 해도 요추 부위에서 먼저 치유 에너지가 올라온다. 그러면 이를 지성껏 온양해 묵직하게 키운다. 그런 뒤 이 기운을 연관질환이 있는 부위로 요령껏 몰고 가 적용하고, 나아가 온몸으로까지 확산시킬 수 있다. 이렇게 하면 허리통증뿐 아니라 이와 연관된 질환과 연관통들도 상당 부분 잦아들게 된다.

물론 한두 번의 시도로 모든 증세가 해소된다고 보기는 어렵다. 오랫동안 지속적으로 해 주어야 소기의 성과를 거둘 수 있다. 그렇더라도 탈출한 추간판을 수술하듯 정상의 위치로 되돌려놓기란 쉽지 않다. 하지만 그런 상태에서도 수시로 치유 에너지를 등장시키면 그 에너지가 문제 부위를 든든히 휘어잡아 별다른 문제가 없다. 오히려 요추 추간판의 약점 덕분에 통증이 사라져 허리 건강에 자신감이 붙고, 나아가 다른 부위의 건강도 개선된다.

경추 추간판 탈출증으로 고통받는 사람은 오히려 그 증세가 전화위

복이 될 수 있다. 경추의 문제는 그 자체로 끝나지 않는 경우가 많다. 그곳의 척수신경 다발이 탈출한 추간판에 밀려 흐트러지면서 심장이나 폐에 나쁜 영향을 미치는 경우가 비일비재하다. 여러 가지 심장질환과 폐질환이 경추 추간판 탈출증과 연관되곤 한다.

따라서 이때는 마치 핵단추 누르듯 경추의 문제 부위에 강한 진동을 일으키는 것이 좋다. 또는 묵직하거나 뜨거운 기운을 그곳으로 끌어올리면 많은 도움이 된다. 그 기운으로 경추 부위를 찜질하듯 해 주면 뜨겁거나 묵직한 기운이 그곳을 세차게 잡아 주어 통증이 해소된다.

턱에 푹신한 베개를 괴고 바닥에 엎드린 자세로 이 작업을 몇 날 며칠 해 준 뒤 스트레칭 하듯 목과 상체를 꺾거나 이리저리 돌려 주다 보면 우두둑하는 소리와 함께 튀어나와 있던 추간판이 제자리를 잡아 들어가는 기적 같은 현상이 나타나는 때도 있다.

이처럼 추간판 증세를 다스리면서 여세를 몰아 관련 증세가 있는 심장과 폐 등으로 치유 에너지를 밀어 넣는다. 그러고는 이 에너지를 전신으로도 확산시켜 본다. 이렇게 하면 관련 질환과 전신의 건강을 개선하는 데도 상당한 진전이 있게 된다. 약한 경추가 건강의 파수꾼 역할을 하게 되는 것이다.

직접적으로 드러난 질병 외에 잠복한 비정상적 유전자도 당사자에게는 큰 약점이요, 골칫거리다. 잠복 유전자는 때가 되면 활동을 시작해 그 사람에게 고통을 안긴다.

일례로 폐암 유전자를 물려받은 사람은 어느 날부턴가 폐의 면역 환경이 점점 떨어지는 것을 느끼게 된다. 그로 인해 우선적으로 만성비염이나 천식, 폐부종, 폐결절, 만성폐쇄성폐질환 등에 시달릴 수도 있다. 그러다가 문제의 유전자의 활약이 본격화하면 폐암이 실체를 드러내게 된다. 이때 보통 사람이라면 극심한 두려움에 휩싸인다.

그러나 이미 태초건강법을 터득한 사람은 그다지 걱정할 필요성을 못 느낀다. 왜냐하면 이 방법으로 폐암 유전자의 활동을 억누를 수 있기 때문이다.

폐암 유전자는 폐 안 깊은 지점에서 마치 똬리를 틀고 앉은 독사처럼 대가리를 쳐든다. 이때 치유 에너지를 잘 활용할 줄 알면 그 에너지의 힘으로 독사의 머리를 후려칠 수 있다. 그러면 독사는 독이 막 올라 달려들다가 기세가 툭 꺾여 스러진다.

이처럼 악성 유전자가 활동할라치면 태초건강법으로 제압하면 된다. 이렇게 하면 이상 있는 유전자를 원천적으로 교체하진 못해도 적어도 그 유전자의 힘에 끌려다니지 않고 건강한 인생을 보낼 수 있다. 이 경우도 약한 유전자가 건강의 파수꾼 역할을 해, 약점이 강점으로 전환하는 것이다.

이처럼 태초건강법을 제대로 터득하면 신체의 약점을 강점으로 바꾸는 일이 그다지 어렵지 않다. 결국 태초건강법이란 보검을 통해 건강에 자신감을 갖게 되는 것이다.

생활 속 실천 요령

앞에서 밝혔듯이 이 건강법은 잠자리에서 실천하는 것이 가장 효율적이다. 특히 새벽녘, 잠에서 살포시 깨어났을 때는 전신이 아직 잠에 취해 있고 의식이 완전히 돌아오지 않아 이완이 최고조에 달한 상태다. 이때 진동 등의 마음약을 일으키면 치유 에너지가 쉽게 올라온다. 잠의 힘이 아직 육체를 그러쥐고 있어서 이런 치유 에너지를 아픈 부위로 여기저기 몰고 다니며 치유 작업을 하면 된다. 이렇게 하면 통증이 밀려 나가고 몸이 개운해진다.

잠자리에서 잠을 청할 때도 마찬가지다. 뇌파가 알파파 상태로 안정화돼 잠의 나락으로 떨어지기 직전 이 건강법을 시도한다. 이때는 긴장감이 사라져 몸이 흐물흐물 풀린 상태이므로 치유 작업을 하기에 좋다. 기도하는 듯한 자세로 간절히 기다리면 가물가물한 의식 저 너머에서 치유 에너지가 등장한다. 혹은 뜨뜻한 느낌으로, 또는 묵직한 느낌으로, 그리고 어느 때는 꽉 잡아 주거나 행복하게 떨리는 형태로 등장한 이 에너지를 환부와 전신에 적절히 운용하다 보면 어느새 잠에 빠지게 된다. 이튿날 깨어나 보면 몸이 거뜬해진 것을 발견할 수 있다.

소파나 안락의자 같은 편안한 자리에서도 비슷한 방식으로 치유 에너지를 유도할 수 있다. 심지어 거실에서 TV를 시청하다가도 시선만 TV 화면에 빠뜨린 채 의식은 내면으로 깊이 들어가 이 건강법을 실천할 수 있다. 그러면 척추나 복부를 따라 뜨거운 기운이나 진동 현상이 지나다니며 건강을 증진시켜 준다.

버스나 전동차를 기다리다가도 이 건강법을 운용할 수 있다. 버스 정류장에 서서 버스가 왜 빨리 안 나타나나 하며 버스가 오는 방향으로 자꾸 고개를 내밀 필요가 없다. 그냥 선 자세로 어깨나 등판, 뇌 등으로 치유 에너지를 유도하면 된다. 그 에너지가 등장해 꼬무락거리거나 뜨끈뜨끈하게 지나다니는 것을 향유하다 보면 버스가 금세 눈앞에 와 멈춘다. 그러면 아쉬운 대로 작업을 중단하고 버스에 오른다. 전동차를 기다릴 때도 이와 같이 하면 된다. 또 버스나 전동차 안에서도 차의 흔들림에 몸을 맡긴 채 치유 에너지를 부를 수 있다. 그러면 편안한 잠자리나 소파만큼은 못해도 어느 정도 치유 에너지를 일으켜 사용할 수 있다.

이 건강법에 아주 익숙해지면 심지어 운전을 하는 동안에도 치유 에너지를 운용할 수 있다. 운전대를 잡고 긴장 속에 운전을 하면서도 내면으로 살짝살짝 들어가 효과를 도모할 수 있는 것이다. 그러면 치

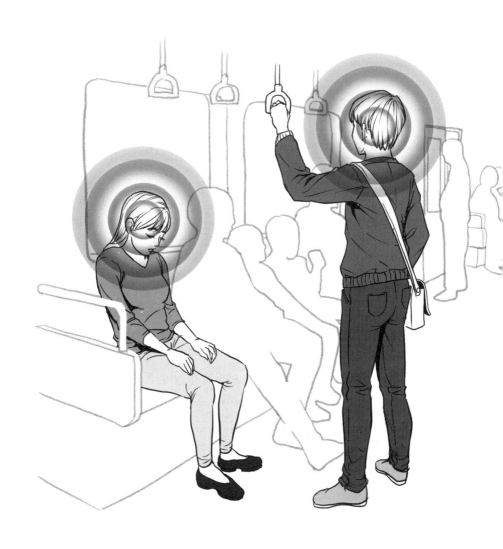

유 에너지가 신체 여기저기로 옮겨 다니며 치유하는 것을 느끼게 된다. 이는 경험이 많은 이에게나 가능한 일이다.

한편, 길을 걷거나 등산을 하는 동안에도 이 건강법을 실천할 수 있다. 길을 가거나 산을 오르는 것은 주로 다리가 하는 일이다. 머리나 상체는 다리에 얹혀 편하게 길을 갈 뿐이다. 그러므로 다리로 하여금 걷는 일을 계속하게 놔두고 뇌 안이나 척추, 어깨, 복부 등으로 긴밀히 치유 에너지를 부르면 된다. 이를테면 뇌 안에서 진동이 뇌 근육을 묵직하게 잡아 주도록 하며 걸을 수 있다. 그러면 그것은 희열 가득한 건기요, 산행길이 될 수 있다.

또 사무실이나 일터에서도 틈틈이 치유 에너지를 초빙할 수 있다. 남들이 커피 마시며 잡담하는 사이 슬그머니 행복한 내면 여행을 떠나는 것은 태초건강법을 터득한 사람이 누릴 수 있는 특권이다. 일을 하는 동안에도 이 같은 작업이 가능하다. 결코 일 따로, 치유 작업 따로가 아니다. 머리부터, 몸통, 다리, 발바닥까지 치유 에너지가 잔잔히 흐르게 할 수 있다. 그런 날은 일의 능률도 오르고 환희심으로 충만해지게 된다.

주의할 점

태초건강법은 부작용이 없는 건강법이다. 항간의 이런저런 건강법들이 간혹 부작용을 초래하는 것과 대조적이다. 그러나 환자에 따라 일부 주의해야 할 점들은 있다.

억지와 집착

가장 흔한 것이 이 건강법을 운용하는 과정에 억지를 부리는 것이다. 이를테면 치유 에너지를 등장시키기 위해 지나치게 집착하는 것이다. 방법을 확실히 터득하지 못한 사람들이 배우는 과정에서 이런 우를 범하게 된다. 이렇게 하는 것은 이완과 반대 방향으로 나가 교감 신경을 항진시키는 결과를 가져온다. 당연히 치유 에너지는 나타나지 않게 된다.

치유 에너지는 모든 것을 다 내려놓고 겸손하고 기쁜 마음으로 알 게 모르게 초빙해야 한다. 어떤 방임하는 듯한 자세에서 저절로 등장 하게 해야 한다. 그렇게 할 때 그 귀빈은 홀연히 내게 나타난다. 그렇 게 나타나 꼬무락거리거나 뜨뜻하게 지나다니며 병증을 밀어내고 힘 을 북돋아 준다.

너무 강한 에너지

환자에 따라 너무 강력한 치유 에너지가 등장해 수습이 잘 안 되는 경우도 발생한다. 이런 경우는 병세가 매우 깊어 그만큼 굉장한 치유 에너지가 등장한 것으로 봐야 한다. 병세가 가벼우면 치유 에너지도 그만큼 가녀리게 다가온다. 따라서 강한 에너지가 다가온 것을 일단 은 반갑게 맞이해야 한다.

그러나 체력이 약한 상태에서는 이 에너지의 힘에 치이는 수가 있 다. 이를 하루 이틀은 감당해 낼 수 있으나 여러 날 같은 상황이 반복 되면 난감해진다. 몸이 지치고 힘들어, 어렵사리 터득한 이 건강법을 내던지고 싶은 충동도 일어난다.

실제로 이런 상황에서 어려움을 이겨 내지 못한 채 중도하차하는 환자들도 있다. 이런 결과가 발생하는 것은 천재일우의 기회를 포기 하는 것으로, 매우 안타까운 일이다.

그러므로 너무 힘든 상황일 때는 이 건강법 운용에 강약을 둘 필요 가 있다. 즉, 이완을 적당히만 하고 치유 에너지도 지나치게 간절히 부 르면 안 된다. 그래도 강하게 올라오려 하면 그대로 억누르면 된다.

어느 때는 치유 에너지를 부르지 않았는데도 그냥 마구잡이로 나타나 몸을 휘젓는 특이한 경우도 발생한다. 이럴 때는 눕거나 앉아 있지 말고 집 밖에 나와 이리저리 서성이며 교감신경을 항진해 줄 필요가 있다. 그러면 치유 에너지의 작업은 약화한다. 이렇게 강약을 잘 조절해 몸에 무리가 따르지 않는 수준에서 치유 에너지를 운용해야 한다.

욕설, 울음, 방언 등

태초건강법 실천 과정에서 어떤 환자는 욕설을 토하기도 한다. 평소 매우 얌전하던 사람이 육두문자를 사정없이 쏟아 낼 때는 주위 사람들이 어안이 벙벙해지기도 한다.

하지만 이는 과거 형성된 트라우마가 해소되는 과정에서 나타나는 현상이므로 크게 개의할 일이 아니다. 건강법 실천을 끝내고 현실로 돌아왔을 때 당사자가 욕설을 늘어놓았다고 흉보지 말고 차라리 격려해 주어야 한다.

내면으로 침잠해 조용히 앉아 있다가 갑자기 펑펑 우는 사람도 있다. 이 사람의 반응 역시 트라우마가 치유되는 과정에서 드러나는 이상한 행동이다. 몇 차례 그런 과정을 거치면 트라우마가 완전히 사라져 심신이 평안해진다. 그러므로 울음을 토한다고 해서 이를 지탄해서도 안 된다. 따뜻한 위로가 필요하다.

또 치유 에너지에 둘러싸여 치유하는 과정에 알아들을 수 없는 소리로 계속 중얼거리는 환자도 있다. 이런 사람은 교회에서 깊은 기도를 하다가 방언을 쏟아 내는 사람과 유사한 행위를 하는 것이다. 심신이 우주의 질서 속에 편입돼 완전한 치유가 이뤄질 때 이같이 방언이 나온다. 이는 남들에겐 이상하게 비칠지 몰라도 매우 좋은 현상이다.

이 밖에 끝없이 하품을 쏟아 내거나, 말없이 눈물만 흘리는 이도 있다. 이 역시 치유 과정에서 나타나는 현상이므로 이상하게 여길 필요가 없다. 이 같은 과정을 거치면 몸이 치료되고 마음이 편안해진다.

희망이 보인다

가. 성인병

성인병은 중년 이후에 나타나는 비전염성 만성질환을 총칭한다. 주로 잘못된 생활습관이 원인이라 하여 생활습관병이라고도 하고, 물질문명이 발달한 현대사회에서 많이 생겨난다 하여 문명병, 현대병 등으로 부르기도 한다. 암, 관절염, 당뇨병, 동맥경화증, 심장병, 고혈압, 뇌졸중, 마비, 신경통 등이 대표적인 성인병들이다. 태초건강법은 이들을 약화하거나 치료할 수 있는 매우 효율적인 수단이다.

누구나 나이 들어감에 따라 신체 각 기관이 신진대사를 원활히 하지 못하는 문제에 봉착한다. 살아오면서 오랫동안 사용해 지치고 퇴행한 탓이다. 이로 인해 소화기관이 섭취한 것을 소화해 영양을 잘 흡수하지 못하거나, 간이 해독을 제대로 못하거나, 혈관 노화로 영양분과 산소가 각 장기 및 근육 등에 제대로 전달되지 못하는 문제가 발생한다. 또 염증 등 각종 노폐물이 원활히 배출되지 못해 근육이나 관절, 뇌 등에 쓰레기처럼 쌓인다. 이런 현상이 개선되지 않고 일정 기간 지속되면 결과적으로 각종 성인병이 실체를 드러내게 된다.

신체 각 기관이 제 기능을 못하는 것은 자율신경과 내분비계통이 정상적으로 작동하지 못하는 것과 큰 연관이 있다. 특히 나이 들면 유전자 기능이 약화하고 세상살이의 고충과 스트레스가 쌓이면서 교감신경과 부교감신경의 균형이 깨지고, 각종 호르몬의 분비가 장애를 받으며, 일단 분비된 호르몬도 세포에 원활히 수용되지 못하는 상황이 된다. 게다가 영양 과잉이나 운동 부족, 비만 등은 이 같은 현상을 가속화시키는 원인이 된다. 그러다 보니 현대에 이르러 성인병 환자가 꾸준히 증가해 큰 사회문제가 되고 말았다.

과거에는 결핵이나 폐렴 같은 전염성질환이 인류를 괴롭혔다. 그러나 각종 항생제의 개발로 전염성질환은 인간에게 많이 무릎을 꿇었다. 이것은 현대의학의 개가다. 하지만 비전염성질환은 사정이 다르다. 현대의학의 기술이 끊임없이 진보하고 있지만, 비전염성질환을 잡는 데는 원천적 한계를 드러내고 있다. 이것은 지구촌 사망자 가운데 비전염성질환 환자의 사망률이 70% 정도에 이르는 것으로도 입증된다. 비전염성질환 환자의 대부분은 성인병 환자들이다.

앞에서도 밝혔듯이 태초건강법은 부교감신경의 기능을 높여, 교감신경의 항진으로 인한 각종 신체 이상을 바로잡는 중요한 기능을 한다. 또 뇌 심부를 자극해 각종 호르몬의 분비와 세포 수용을 원활히 하는 작용을 한다. 이를 통해 신체 장기의 기능 퇴행을 막고, 근육과 뼈와 신경망에 젊음의 물질을 돌려주어 육체가 원기를 되찾고 신생(新生)하도록 돕는 역할을 한다.

그러므로 노화로 인한 신체 퇴행을 정지시키거나 일부 되돌리고 참건강을 실현하기 위해서는 하루라도 빨리 태초건강법을 연마해 신체 적용을 생활화할 필요가 있다.

나. 유전병

부모로부터 물려받은, 이상한 유전자로 인해 발생하는 질환이다. 이런 유전성질환은 태초건강법으로도 극복하기 쉽지 않다. 특히 태어날 때 이미 신체가 외과적으로 문제 있는 경우는 정상으로 되돌려 놓기 어렵다. 다운증후군이나 소두증, 구순구개열 등이 그런 경우다.

그러나 어릴 때 잠복해 있던 유전자가 성장하면서 활동하기 시작해 나타나는 유전성질환은 상당 부분 태초건강법으로 컨트롤할 수 있다.

예를 들어 폐암 유전자를 갖고 태어난 사람은 담배를 피우지 않는데도 젊을 때부터 폐의 면역 환경이 나빠지는 경우가 있다. 이로 인해 감기에 걸리면 후유증이 심하게 따르고, 기관지염이나 천식에도 잘 걸린다. 심할 경우 폐결절이나 만성폐쇄성폐질환 등으로 오랜 세월 고통받기도 한다. 종합병원에 가 봐도 뚜렷한 해결책이 나오지 않는다.

이런 사람은 폐가 어려움을 겪을 때마다 어떤 고약한 에너지가 폐 속을 휘젓는 듯한 느낌을 받을 때가 있다. 악성 유전자의 스위치가 켜져 생물학적으로 영향을 미치기 시작한 것이다. 이때 수수방관하다 보면 결국 암이란 반갑지 않은 손님이 실체를 드러내고 주인의 몸을 무너뜨리게 된다.

그러나 이때 태초건강법이란 비밀병기를 지니고 있으면 그다지 겁먹을 필요가 없다. 이완을 통해 의식을 깊은 내면으로 집어넣고 진동을 일으켜 그 힘으로 자기에게 달려드는 부정적 기운을 눌러 버리면 된다. 그러면 악성 에너지는 힘을 잃고 스러진다. 그 뒤에 또 비슷한 현상이 일어나면 유사한 방법으로 제압할 수 있다. 이 같은 노력으로 폐암에 덜미 잡히지 않고 여생을 순탄하게 보낼 수 있다.

유전성 고혈압도 마찬가지다. 고혈압은 양방에서 통상 증상이 없다고 하지만 반드시 그런 것만은 아니다. 고혈압 환자는 심장으로부터 목과 어깨 부위로 애매모호한 기운이 돌아다니는 경우가 많다. 혈압이 매우 높아지면 온몸에서 맥이 탁 풀려 활동이 어려워지기도 한다. 이는 자신을 둘러싸고 있는 부정적 에너지에 사로잡힌 탓이다.

이러한 고혈압도 잠복하고 있던 이상 유전자가 활동을 본격화하면서 증상으로 발현된 것이다. 따라서 이때 태초건강법을 작동시키면 어렵지 않게 완화할 수 있다. 즉, 진동이나 온감, 묵직한 느낌 등을 일으켜 그 힘으로 애매모호한 기운을 몰아내면 된다. 그러면 고혈압을 초래할 수 있는 유전자를 지니고 있더라도 별다른 어려움 없이 살 수 있다.

태어나기 전에 유전자 가위를 사용해 이상 있는 유전자를 제거하기 전에는 유전병을 근원적으로 막을 수 없다. 유전자 가위를 사용하더라도 부작용이 상당히 우려된다. 그렇다고 일단 부모로부터 물려받은 유전자를 물릴 수도 없다. 그렇지만 이렇게 발현되는 유전자의 활동성을 억제하는 것으로도 정상 유전자를 받은 사람에 버금가는 건강을 유지할 수 있는 것이다.

다. 희귀병

희귀병은 종류가 무척 많다. 전 세계적으로 6,000~7,000종 있는 것으로 추산된다. 이들 질환은 대부분 유전성이며, 난치성이다. 현대의학의 시각으로는 일단 발병하면 계속 진행되고, 신체가 손상되기 시작하면 되돌릴 수 없는 것으로 판단한다. 치료제가 거의 개발돼 있지 않고, 그나마 가끔 나오는 신약은 고가여서 환자들을 이중삼중으로 고통받게 만든다.

이들 희귀질환도 태초건강법으로 치료하기가 쉽지 않다. 그러나 질환에 따라, 그리고 환자의 노력에 따라 극복할 수 있는 가능성 또한 상당히 많이 열려 있다.

희귀질환 가운데는 호르몬 분비 기능 이상으로 나타나는 것들이 많다. 예를 들어 거인증은 뇌하수체에서 성장호르몬을 지나치게 많이 분비해 발생한다. 이로 인해 뼈와 내부 장기가 커져 거인처럼 된다. 이 질환은 원인인 성장호르몬 분비를 억제함으로써 상당 부분 다스릴 수 있다. 뇌하수체에 진동이나 묵직한 느낌, 뜨뜻한 느낌 등을 온양하고 그 힘으로 이상이 나타난 신체 부위를 다스리면 질병의 기세를 꺾을 수도 있다.

쿠싱증후군은 부신의 내분비 조직에서 당질 코르티코이드가 과다하게 분비돼 문제 되는 질환이다. 이로 인해 부신피질에 각종 종양이 생기거나 부신피질 자체가 지나치게 증식해, 팔다리가 가늘고 가슴과 배는 뚱뚱해지는 등 기형적 몸매를 드러내게 된다. 이런 증세는 콩팥과 관련 부위에 묵직한 기운을 키우거나 잔잔한 진동을 일으켜 당질 코르티코이드 분비를 억제함으로써 약화할 수 있다.

이처럼 호르몬 분비 이상으로 인한 희귀병은 상당 부분 태초건강법으로 분비 이상을 정상화함으로써 컨트롤할 수 있다. 이 건강법이야말로 호르몬의 과다, 과소 문제와 그 이동 및 세포 수용 문제를 조화롭게 해결하는 기능을 많이 하기 때문이다.

또 희귀질환 가운데는 신경 손상이 원인인 것들도 많은데, 이 역시 태초건강법으로 치료 가능한 경우들이 있다. 태초건강법이 죽은 신경세포를 새로운 세포로 교체해 신경망을 잘 살려 내는 등 신경시냅스 기능을 정상화하기 때문이다.

다발성경화증은 뇌, 척수, 시신경 등을 포함하는 중추신경계에 나타나는 만성 신경계질환이다. 신경을 둘러싸고 있는 수초가 손상돼 뇌로부터 몸 곳곳으로 전달되는 신경 자극이 방해를 받아 나타난다. 시력 상실, 운동장애, 언어 및 감각장애, 하지마비, 성기능 및 배변 장애 등이 발생하고 심하면 전신마비도 나타나는 무서운 질환이다.

하지만 증세가 발현될 조짐을 보일 때 적절히 대응하면 불행에 빠지지 않을 수 있다. 즉, 뇌와 척추를 따라 중추신경 전체로 뜨뜻하거나 묵직한 기운을 일으켜 오르내리도록 하면 증상이 가벼워진다. 이미 증세가 진행되었더라도 중추신경계를 강력히 통제하고 그 여세를 몰아 마비 등 장애 부위로 다가가 위무하면 문제가 서서히 풀릴 수 있다.

루게릭병도 다발성경화증처럼 대뇌와 척추의 신경세포가 파괴돼 근육이 점점 힘을 잃어 가는 질환이다. 특히 운동신경세포가 고장을 일으켜 문제가 발생한다. 팔, 다리나 목, 어깨 등이 굳어지거나 힘없이 풀리다가 나중에는 온몸이 위축돼 식물인간처럼 된다.

이 질병도 중추신경계에 묵직한 기운 등을 불어 넣고 그 위력으로 위축된 근육을 끊임없이 풀어 주면 호전시킬 수 있다. 그러는 사이 목이 좌우로 꺾이거나 팔이 사정없이 돌아가는 등 이상한 현상이 나타날 수도 있지만, 이는 병이 치료되려고 그러는 것이므로 그다지 걱정할 필요가 없다.

희귀병 가운데는 중증근무력증이나 루푸스 같은 자가면역질환들도 많다. 이들 역시 이완을 통한 마음약 처방이 좋은 치료 대안일 수 있다.

대부분의 희귀병이 유전적 성향을 지니므로 유전자가 활동해 병세가 심각해지기 전에 미리미리 태초건강법으로 방어해 주는 게 좋은 해결책이다. 이 같은 작업은 평생에 걸쳐 지속적으로 해 주어야 질병이 실체를 드러내지 못한다.

라. 난치병

난치병은 유전병과 희귀병을 다수 포함하는 보다 넓은 개념이다. 이는 원인이 불명확하고 치료법이 아직 확립되지 않아 완치되기 어려운 질환을 총칭한다.

이 질환은 흔히 후유증을 남기고 만성적으로 진행되어 본인과 가족에게 심한 정신적, 경제적 부담을 주게 된다. 양·한방이 치료에 도전하지만 아직까지 정확한 방법을 몰라 헤매는 난치병들이 헤아리기 어려울 정도로 많다. 평생 적절한 식이요법과 복약 등의 방법으로 관리해야 하는 고혈압, 당뇨 같은 대중적인 질환도 넓은 의미에서의 난치병이다.

난치병에 대해 치료의 한계를 설명한 어느 유수 대학병원 의학정보의 일부 내용을 보자.

– 이명

치료를 받은 이명 환자의 25%는 증상이 매우 호전되고, 50%는 어느 정도 호전되며, 나머지는 치료에 별 호전이 없는 것으로 보아 적극적으로 치료할 필요가 있다.

– 만성폐쇄성폐질환

현재 만성폐쇄성폐질환에 사용되는 어떤 약제도 폐 기능이 장기간에 걸쳐 계속 감소되는 것을 완화시키지는 못한다.

– 천식

천식은 만성적인 질환이므로 꾸준한 치료와 자기 관리가 필요하다.

– 만성 비염

원인이 확실한 경우에는 이를 치료하면 호전될 수 있지만, 그렇지 않은 경우에는 오래 지속될 수 있다.

– 결절종

수술로 제거가 가능하지만 10명 중 1명 정도는 재발할 수 있다. 합병증으로 수술 부위의 통증, 신경 손상 등이 있을 수 있다.

– 파킨슨병

파킨슨병에 걸리게 되면 몇 달 혹은 1~2년 정도의 약물 투여로 치료가 끝나는 것이 아니고 계속적으로 약물을 복용해야 한다. 파킨슨 치료 약물은 파킨슨병을 완치하거나 진행을 중단시키는 것이 아니라, 부족한 도파민을 보충해 주어 환자가 일상생활을 잘할 수 있도록 해 주는 것들이다. 아직까지 도파민 신경세포를 재생시키거나 이의 소실을 정지시키는 약물은 개발돼 있지 않다.

– 섬유근통증후군

만성적인 전신 통증을 호소하면서도 진료를 받으며 삶을 잘 영위해 나가는 환자들이 있지만, 다른 한편으로는 진료받으며 시간이 지나도 증상이 전혀 좋아지지 않는 환자들도 있다. 오히려 통증이 심해져 움직이기만 해도 심한 통증을 호소해 직장생활은 물론 일상생활까지 불가능할 정도로 악화하는 환자들도 있다.

– 알츠하이머병

근본적인 치료방법은 아직 개발되지 않았지만 증상을 완화시키고 진행을 지연시킬 수 있는 약물이 임상현장에서 사용되고 있다.

– 류머티즘성관절염

어떠한 약제도 류머티즘성관절염을 완치시키지는 못한다.

– 뇌전증

항뇌전증약 치료 이후 증상이 만족스럽게 조절된다면 항뇌전증약 투여를 중단하는 것을 고려한다. 항뇌전증약을 중지했을 때 소아는 약 30%, 성인은 약 40~50%에서 뇌전증 발작이 재발한다. …약물을 다시 투여하면 발작을 조절할 수 있다. 그러나 약 10%에서는 약물 투여를 다시 시작해도 잘 반응하지 않을 수 있다.

이들 질병 때문에 고통받는 환자들이 상당히 많다. 그런데 치료와 관련한 기록이 이처럼 너무나 자신 없는 내용들로 가득 차 있어 충격적이다. 유수한 대학병원의 치료 능력이 이 정도라면 이를 과연 사람을 살리는 의술이라고 말할 수 있겠는가.

의학은 모름지기 환자의 병든 몸을 고치기 위해 존재하는 과학이다. 그런데 의술의 실상이 이렇다면 무조건 현대의학에 의존해 치료하려 하는 관행을 심각하게 되돌아볼 필요가 있다.

태초건강법은 위의 질병들을 모두 치료하거나 적극적으로 통제할 수 있다. 이 밖에도 현대의학이 치료를 머뭇거리는 상당수의 난치병들을 자신 있게 다스릴 수 있다.

일례로 이명은 적극적인 진동 유도 등을 통해 전신의 막히거나 뭉친 부분을 모두 뚫고 풀어 주면 자연스럽게 물러간다. 종합병원을 10년 이상 찾아다니며 치료받았는데도 진전이 없던 고질적 이명 환자가 내적, 자율적으로 올라오는 강한 진동을 통해 치료된 사례들이 많다.

뇌전증은 뇌 안에 묵직한 진동을 일으켜 한동안 운용하면 치료하는 데 어려움이 없다.

아무리 악성인 섬유근육통도 전신의 압통점 부위로 뜨뜻한 느낌이나 묵직한 기운을 진드근히 몰고 다니는 훈련을 반복하면 어느 날 스르륵 해소된다. 이렇듯 태초건강법에는 현대의학의 물리적 치료법이 흉내 낼 수 없는 난치병 치유의 위력이 있다.

마. 불치병

이는 현대의학 기술로도 치료가 불가능한 병으로 해석할 수 있다. 말기 암이 대표적이다. 피부가 나무껍질처럼 변하는 나무인간증후군, 손가락이나 발가락이 비정상적으로 크게 자라는 대지증(大指症) 등 일부 희귀병도 이에 해당한다. 어릴 때 앓은 소아마비가 성인이 되어 장애 상태로 고착화한 경우나 선천성 장애의 경우도 불치병으로 분류할 수 있을 것이다.

현대의학이 치료를 포기한 이들 불치병 중에는 태초건강법으로 치유할 수 있는 경우도 상당수 있다. 이 같은 사례가 말기 암 환자들에게서 종종 나타난다.

암은 부정적 에너지가 긍정적 에너지를 밀쳐 내고 몸 일정 부위에 몰려 있는 것으로 볼 수 있다. 원인이 다양하지만 주로 집적된 스트레스나, 오염된 공기와 음식, 유전적 이상 등이 암 발생에 큰 역할을 하는 것으로 보인다.

이런 원인으로 생겨난 삐뚤어진 에너지는, 신체를 적극적으로 이완하고 암 부위를 한 차례 더 헛김이 움푹 꺼지게 만들면 기세가 툭 꺾인다. 이 상태에서 진동이나 뜨뜻한 느낌 등 자신에게 적절한 치유 에너지를 일으켜 운용하면 치료에 가속도가 붙게 된다.

암에 관한 연구를 활발히 하는 서구의 세포생물학에서는 '암세포야말로 나약한 세포'란 관점을 제시한다. 암세포가 나약하다는 것은 그만큼 마음의 작용으로 휘어잡기 쉽다는 것과 같다. 그런데 현실에서는 정반대로 생각하기 때문에 암에 질질 끌려다니는 꼴이 된다. 마음이 무너지면 면역력이 약화해 암은 더욱 기승을 부릴 수밖에 없다.

따라서 잘못된 선행학습을 타파하고 흐트러진 마음을 재정비할 필요가 있다. 거기에 그치지 않고 내적, 자율적으로 일어나는 긍정 에너지의 힘을 빌려 암세포의 기능을 무력화하는 등 적극적이고 위력적인 자세를 견지할 필요가 있다. 이 같은 방법으로 실제 말기 암을 극복한 사례들이 종종 나타나고 있다.

말기 암이 아니더라도 치료 불가 판정을 받고 죽을 날만 기다리던 재생불량성빈혈 환자가 생생하게 살아난 사례나, 좁고 구부러져 폐색되었던 관상동맥이 정상화된 사례 등 의사들이 어리둥절해할 일들이 태초건강법의 세계에서는 날마다 벌어진다. 이는 과학기술이 아닌, 태초의 치유 소프트웨어에 따라 치유되는 것이기 때문에 감탄스러울 수밖에 없다.

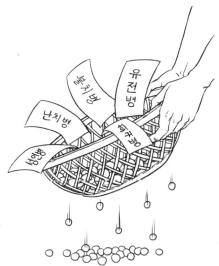

태초건강법이 적합한 계층

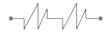

태초건강법은 남녀노소 누구에게나 좋은 건강법이다. 권력의 유무나 사회적 지위의 고하, 돈의 많고 적음에 상관없이 모든 사람이 공평하게 누릴 수 있다. 그런 가운데도 다음의 계층에는 훨씬 값어치 있게 쓰일 수 있는 건강법이다.

가. 노인층

육체는 늙어 가면서 필연적으로 무너지기 마련이다. 이런 자연의 이치를 거역할 수는 없다. 그러나 태초건강법을 통하면 노화를 상당 부분 정지시키거나, 경우에 따라 역행시킬 수 있다.

그렇다고 해서 이 건강법이 죽음을 회피할 수 있는 수단은 아니다.

누구나 때가 되면 죽는다. 하지만 죽더라도 그 순간까지는 병원에 끌려다니며 돈 잃고 고통받는 일을 상당 부분 줄일 수 있다. 이것이 이 건강법의 최대 장점이다.

특히 노년기에 접어들면 이런저런 질병들이 육체에 달라붙어 인간을 끊임없이 괴롭힌다. 우선 뇌와 관련해 경도인지장애, 치매, 파킨슨병 등이 종종 따라붙는다. 어른이 치매에 걸리면 집안에 비상이 걸리고, 경도인지장애만 나타나도 깜박거리는 기억력으로 생활에 큰 불편을 겪는다. 파킨슨병은 중뇌의 도파민 분비 장애로 몸이 떨리거나, 동작이 느려지거나, 몸이 굳어져 근육통 등을 일으킨다.

이 건강법을 알고 있으면 이들 질환에 능동적으로 대처할 수 있다. 기억력을 향상시키고 치매 증상을 호전시키는 일이 가능하다. 도파민 분비를 늘려, 육체가 떨리거나 경직되는 증상을 완화할 수 있다. 틈틈이 굳어진 근육에 치유 에너지를 부여해 작업하면 이를 푸는 데도 상당히 도움 된다. 집이나 노인 요양원에서 이 같은 자가 치유 행위를 하면 된다.

이명과 난청, 노안, 녹내장 등도 노인을 괴롭히는 질환들이다. 전신 진동 등의 방법으로 온몸의 막힌 곳과 뭉친 곳을 풀어 주면 이들 질환 해소에 도움이 된다. 이명은 각 장기와 근골격계의 심각한 부조화가 그런 증상으로 발현되는 경우가 많으므로 틈틈이 이를 해소하는 노력을 기울여야 한다. 난청은 이명의 악화가 원인인 경우가 많으므로 같은 방법으로 대응하면 좋다. 또 눈동자에 부분 진동이나 묵직한 느낌 등을 수시로 적용하면 노안이 완화돼 돋보기의 도움 없이도 신문이나 책을 읽을 수 있다. 녹내장은 안압으로 시야가 점점 좁아지는 병이다. 이 건강법으로 안압을 완화하면 녹내장은 상당 부분 정상으로 복귀한다.

고혈압과 이로 인한 뇌졸중도 피하기 어려운 질환이다. 태초건강법을 터득하면 머리와 뒷목, 양어깨, 척추, 가슴 등에 이상야릇하게 걸려 있는 탁기를 거둬 낼 수 있다. 그럼으로써 혈압을 낮춰 약 복용 없이도 정상적인 생활을 할 수 있다. 이 같은 생활을 지속하면 혈관이 막히거나 터지는 일도 예방할 수 있어 뇌졸중 위험으로부터 벗어날 수 있다.

근골격계질환도 반갑지 않은 손님이다. 근육, 인대, 힘줄, 추간판, 연골, 뼈 그리고 이와 관련한 신경, 혈관 등에 크고 작은 손상이 누적돼 통증이나 기능 저하가 초래된다. 이로 인해 '삭신이 쑤신다'며 고통을 호소하는 이들이 적지 않다. 여기서 더 진행되면 등이 굽어 지팡이에 의존하는 생활을 해야 하며, 어깨 역시 굽고 통증이 악화한다. 무릎이나 발목의 퇴행성관절염이 심해지면 집 안에 갇혀 지내야 하는 불운이 덮친다.

이때 태초건강법을 알고 있으면 이를 호신용 무기로 결정적으로 사용할 수 있다. 육체가 전반적으로 쑤시고 아플 때는 전신을 대상으로 말 걸듯 치유 에너지를 연결해 작업하면 된다. 그러면 몸에 전반적으로 걸려 출렁거리는 치유 에너지가 통증을 서서히 밀어내 신체가 차츰 개운해진다. 또 치유 에너지가 추간판을 밀밀히 감싸고 올라오게 하면 추간판의 유연성과 탄력성이 향상돼 등 굽는 불행이 예방된다. 무릎이나 발목 부위에서 유사한 작업을 하면 퇴행성관절염이 눈에 띄게 치유되거나 예방된다.

이 같은 대응은 오랫동안 지속적으로 해야 효과를 볼 수 있지만, 어찌 됐든 이런 마음 행위만으로도 무너지는 노인의 육체를 방어할 수 있다는 것은 이 건강법의 긍정적 부분이다.

노년기에 접어들면 몸에서 힘이 빠져 한없이 바닥으로 꺼지는 듯한 느낌이 들 때가 있다. 오장육부의 기능이 전반적으로 떨어져 전신이 쇠잔해 버린 것이다. 이때 이를 방치했다가는 치명적인 결과를 초래할 수도 있다.

이럴 때 전신에 태초건강법을 적용하면 무너져 가던 건강에 반전이 일어난다. 막히거나 꼬인 부분이 풀리면서 기혈이 선순환돼 오장육부의 기능이 차츰 회복된다. 이를 일정 기간 반복하며 적절한 섭생과 운동으로 이 건강법을 뒷받침하면 병원에 실려 가지 않고도 무난한 건강을 유지할 수 있다.

나. 중장년층

중장년기는 인생에서 혈기가 가장 왕성한 시기이다. 정신적으로나 육체적으로 모든 기능이 성숙하고 안정된 시기이다. 그런데 우리 몸에는 역설적으로 이 시기에 이상신호가 한두 가지씩 나타나기 시작한다. 원인은 대략 몇 가지로 요약될 수 있다. 세상살이로 과부하가 걸렸거나, 스트레스가 농축되었거나, 취약한 유전자를 타고난 경우 등이다.

직장인들은 대체로 마흔 살 안팎이면 직장에서 중요한 역할을 담당하게 된다. 최고 책임자 밑에서 부하직원들을 거느리며 일하게 된다. 윗사람 동향 신경 쓰랴, 아랫사람들 다독이랴 한가할 겨를이 없다. 중간에 끼여 근무하며 사업성과를 내야 해 편할 날이 없다. 또 집에서는 가장 노릇하며 가족을 열심히 뒷바라지해야 한다.

사업하는 사람들도 마찬가지다. 호락호락한 장사가 어디 하나라도 있는가. 경쟁은 날이 갈수록 치열해지고, 시중 경기는 허구한 날 부진의 늪에서 헤어 나오지 못한다. 이런 상황에서 자영업자 등 사업가들은 곡소리를 내지 않을 수 없다. 가정경제가 흔들리지 않을 수 없다.

정규직 직장인이나 사업가와 달리 비정규직이나 일용직 노동자들은 사정이 더 열악하다. 일은 일대로 힘든데, 그런 일자리마저 보장되지 않으니 스트레스가 클 수밖에 없다. 중장년이라면 그들도 돌봐야 할 가족으로 어깨가 무겁다. 등짐 잔뜩 지고 살얼음판을 건너는 것과 같다.

이런 상황에서 육체가 잘 버틴다면 그야말로 이상한 일일 것이다.

우리 몸은 스트레스가 닥치면 일사불란하게 작동해 이를 해소한다. 그런데 이러한 스트레스가 채 해소되기 전에 연속해서 쌓이면 우리 몸은 대처할 능력을 상실하고 만다. 이로 인해 각종 질환이 엄습한다.

대표적인 것이 심장질환이다. 스트레스나 긴장감이 이어지면 심장은 억눌려 감옥에 갇힌 꼴이 된다. 이 상황이 오래 계속되면 관상동맥이 약화해 협심증이나 심근경색증 등에 덜미를 잡힐 수 있다. 그러므로 이런 증세가 오락가락하면 재빨리 태초건강법을 배울 일이다. 이 건강법을 일정 기간 몸에 적용하면 심장이 감옥에서 해방돼 관상동맥이 차츰 정상으로 돌아온다. 그러면 수술을 하지 않고도 협심증이나 심근경색증의 위험으로부터 벗어날 수 있다. 부정맥도 이와 유사한 방식으로 대처하면 위험을 회피할 수 있다.

중첩된 스트레스는 간이나 소화기관, 콩팥 등의 기능도 무력화한다. 오장육부가 모두 그 영향을 입게 된다. 많은 스트레스는 또한 중요한 암의 원인이며, 기타 각종 자가면역질환의 원인이 된다. 그러므로 스트레스 등으로 세상살이의 과부하가 걸리는 중장년기부터는 반드시 이 건강법을 배워 둘 필요가 있다. 이때 터득한 태초건강법은 인생 중후반기의 건강을 매우 효율적으로 담보하게 된다.

그렇지 않아도 중장년기는 상승 곡선을 그리던 인생의 건강 곡선이 상승을 멈추거나 아래로 꺾이기 시작하는 시기이다. 누구나 질병이 달려들지 않더라도 육체의 타고난 한계로 이를 숙명처럼 받아들이지 않을 수 없다. 더구나 취약한 유전자나 정상을 벗어난 유전자를 타고난 사람은 이 시기에 그 유전자의 스위치가 켜져 건강이 기우는 경우가 많다. 따라서 태초건강법을 통해 이 같은 문제에 적절히 대응하는 지혜가 요구된다. 이 건강법은 인생 중반기에 무형의 중요한 건강 동반자가 될 수 있다.

다. 갱년기 여성

갱년기란 여성의 생리가 불규칙해지다가 완전 중단되는 시기를 말한다. 보통 40대 중반 이후 4~7년간 지속되는데, 자동차에 비유하면 새 차가 시간이 경과해 중고차 취급받게 되는 시기와 같다. 이때 각종 오일을 교환하고 고장 난 부품을 교체하는 등 잘 정비하면 새 차에 버금가는 성능을 회복하지만, 내버려 두면 폐차 수순을 밟게 된다.

사람도 다를 게 없다. 갱년기에 몸을 잘 정비해 주지 않으면 그렇지 않아도 기울기 시작한 건강 곡선을 따라 건강이 휘청거리게 된다.

의학적으로는 노화 진행으로 난소 기능이 쇠퇴해 여성호르몬 분비량이 감소하면서 갱년기가 나타나게 된다. 이때 생리가 불규칙해지고 그 주기가 길어지다가 마침내 월경이 중단된다. 폐경 후 1년까지를 갱년기라 부른다.

갱년기에는 여러 가지 정신적, 신체적 증상이 따른다. 여성호르몬이 급격히 줄어들면 얼굴이 붉어지거나 땀이 나고 불안감, 우울증, 피로감, 기억력 장애, 수면 장애 등이 나타난다.

여성호르몬이 만성적으로 감소하면 비뇨생식기계 위축에 따른 각종 증상이 생겨난다. 질 건조감, 성교통, 반복적인 질 감염, 방광염, 배뇨통, 요실금 등이 나타날 수 있다. 이로 인해 성욕이 떨어지거나 부부관계를 기피하는 일이 발생하기도 한다. 피부가 거칠어지거나 유방의 탄력이 떨어지고, 근육통과 관절통이 증가하며, 골다공증 진행으로 골절이 잘 일어날 수 있다. 정신적으로도 불안장애와 신경과민, 기억력 감퇴 등이 발생할 수 있다.

여성들은 이와 같은 상황에 빠지지 않기 위해 여러 가지 노력을 기울인다. 우선 결핍된 여성호르몬을 보충해 주기 위해 호르몬 치료를 받는데, 이는 유방암이나 자궁내막암, 심혈관질환 등을 초래할 가능성이 있어 주의해야 한다. 태반주사를 맞기도 하는데, 이는 갱년기 증상 호전 효과가 있는 반면 안전성 논란도 따라다니므로 역시 주의할 필요가 있다. 그나마 자연적인 방법으로 여성호르몬인 에스트로겐 성분을 많이 지닌 콩류의 섭취를 증가시키는 것이 좋은 대처법으로 권장되고 있다.

그러나 이보다 더 권장되어야 하는 것이 태초건강법이다. 이 방법을 사용하면 여성호르몬 분비량이 급격히 감소하는 것을 막거나 경우에 따라 분비량을 늘릴 수도 있다. 이렇게 되면 피부와 유방의 탄력이 되살아나고 질의 촉촉함이 유지돼 젊음이 돌아오게 된다. 관절 마디마디 통증과 근육통이 줄어들고, 기억력이 향상되며, 피로감과 우울증도 개선된다. 어느 경우엔 수년간 중단됐던 생리가 다시 시작되기도 하는 등 경이로운 일이 벌어지기도 한다.

이 건강법은 여성호르몬 분비만 개선하는 것이 아니다. 갱년기에 분비가 급격히 줄어 각종 질병을 유발하는 다른 호르몬들의 분비도 활성화할 수 있다. 그런가 하면 지나치게 분비되어 문제 되는 호르몬은 분비량을 줄여 주는 등 호르몬의 과다·과소 문제와 분비의 완급을 조절해 갱년기 건강을 지탱해 준다.

라. 빈곤층

가난한 사람들이야말로 태초건강법의 혜택을 제대로 누릴 수 있는 계층이다. 물질적 대처 없이 오로지 마음의 작용만으로 건강을 증진할 수 있도록 돕기 때문이다.

현대 자본주의 사회의 의료 시스템은 모든 것이 돈과 연관돼 있다. 건강보험체계가 있긴 해도 빈곤층이 성능 뛰어난 의료장비 혜택을 누리기란 사실상 어렵다. 병원에서는 고가 의료장비 도입에 따른 경영상 부담을 완화하기 위해 환자들에게 사정없이 비용을 전가한다.

일례로 요즘 암 치료에 효과가 좋고 환자가 구역질 등 부작용을 거의 못 느낀다는 양성자 치료기가 나와 있다. 한 대당 천억 원을 호가한다. 중성자 치료기는 이보다 더 비싸다고 한다. 병원이 이런 첨단의료장비를 도입했다면 최대한 빨리 손익분기점에 도달하기 위해 어떤 경영 방침을 세우겠나. 이는 직접 보지 않아도 쉽게 알 수 있다. 환자들은 공룡 같은 그 기계에 들어가는 순간 값비싼 상품 신세로 전락하게 된다.

그런 첨단장비 앞이 아니더라도 동네의 작은 병원에서조차 환자들은 병원의 경영 방침에 상당히 휘둘린다. 한 병원에서 엑스레이를 촬영했으면 다른 병원에서는 이를 면제해 줘야 하는데 이런저런 핑계를 대며 그렇게 하지 않는다. 그 바람에 환자는 돈 잃고 방사선에 연거푸 노출되는 피해를 당해야 한다. 하지만 환자들은 현대 의료시스템이 형성한 비즈니스 카르텔 속에 하소연할 방도를 찾지 못한다.

수술을 하지 않고 치료받아도 되는데 병원 수입을 늘리기 위해 억지로 수술을 유도하는 경우도 비일비재하다. 이외에도 굳이 필요치 않은 이런저런 의학적 조치들을 남발하는 경우가 많다. 히포크라테스의 선서는 뒤로한 채 노골적으로 장사에 열을 올리는 의료기관들의 현실 앞에 개탄을 금할 수 없다.

의사와 간호사 들이 이 같은 병폐를 모를 리 없다. 그럼에도 불구하고 그들 역시 생존경쟁에서 낙오되지 않기 위해 환자들을 상품화하는 행위를 끊임없이 반복해야 한다. 의료장비의 이용도를 높여 경영 성과를 최대한 높여야만 급여가 올라가고 자리를 유지할 수 있다. 의사는 치료기술 역량만으로 평가받는 것이 아니다.

이처럼 자본의 힘은 무섭다. 이윤을 창출하지 못하면 자본가의 손아귀에 잡힌 회초리는 사정없이 휘둘러진다. 자본주의가 사라지지 않는 한 '정글의 법칙'과도 같은 이런 무서운 현상 역시 사라지지 않을 것이다.

불행인지 다행인지 빈곤층은 이 같은 병원 카르텔의 영역에서 제외돼 있다. 태초건강법을 확실히 익혀 건강의 신무기로 삼으면 가난한 사람들은 병원이 휘두르는 권력으로부터 완전히 벗어날 수 있다. 바로 신약성서 표현대로 '가난한 자에게 복이 있나니, 천국이 저의 것이요'다.

태초건강법이 추구하는 진정한 약은 몸 안에서 오만 가지 형태로 만들어지는 천연약이다. 각종 신경전달물질과 호르몬이 대표적이다. 싱싱한 혈액을 따라 공급되는 다양한 영양소와 산소도 몸 곳곳에서 천연약 역할을 한다. 우리가 이 건강법을 기반으로 적절한 식사와 운동 등을 곁들이면 만사 오케이다. 인체의 자동 치유 프로그램은 우리가 몸 안에 들인 음식과 산소만으로도 필요한 거의 모든 약을 생산해 낸다. 우리는 이 건강법을 통해 몸의 막힌 곳 등 무질서와 부조화를 해소해 그런 출중한 천연약을 공짜로 활용하면 된다.

병원의 첨단의료장비나 신약의 치료 혜택은 부자들에게 '그들만의 리그'가 되도록 내버려 두면 된다. 이를 부러워할 필요가 없다.

마. 장기 요양 환자

장기 요양 환자들은 대부분 만성질환자들이다. 병원 치료가 잘 안 되는 사람들이거나, 큰 병을 겪은 뒤 후유장애가 남은 이들이다. 이들은 요양기관에 들어가 오랫동안 살거나 시골집, 혹은 공기 좋고 물 맑은 고장을 찾아가 몸을 조리하며 건강이 돌아오기를 기다린다. 그들 중 상당수는 몸을 회복하지 못한 상태에서 여생을 보내게 된다.

이런 상태의 환자라면 어차피 시간이 많으므로 새로운 건강법을 익히는 것도 고려할 만하다. 바로 태초건강법을 배우는 것이다.

장기 요양시설의 침대에서 허구한 날 TV 화면에 시선을 걸치고 지 낸다면 무슨 소용이겠는가. 그 많은 날들을 멍하니 시간만 죽이고 지 내야 한다면 그야말로 불행이다. 산뜻하고 신선한 결과를 도모할 수 있는 무언가를 추구하는 편이 낫다. 그런 점에서 이 건강법은 그들에 게 권장될 가치가 있다.

이 건강법을 몸에 좋은 스포츠를 익힌다고 생각하며 배우면 된다. 이는 일반 스포츠와 달리 내적으로 실천할 수 있는 생활 스포츠라 할 수 있다. 일반적으로 스포츠는 상당한 체력을 요하고 특정 장소와 시 간도 필요로 하지만 이는 그렇지도 않다. 병상에서 잘 움직이지 못하 는 환자도 할 수 있고, 요양시설 침대에서도 시도할 수 있다. 하루 중 아무 때, 아무 장소에서나 마음을 일으켜 실천하면 된다.

요양시설 침대에서 이리저리 돌아눕는 등 자세를 바꿔 가며 끊임없 이 내면으로 들어가다 보면 그 어디에서 치유 에너지가 올라오는 수 가 있다. 물 맑고 산 좋은 고향집의 편안한 공간에서 이를 시도하는 것 은 더욱 좋다.

이렇게 치유 에너지의 출현을 체험하고 이를 점점 더 키워 건강의 보물로 전격 활용하면 기적이 일어날 수 있다. 수년간 침대에서 꼼짝 못하던 환자가 자리를 털고 일어나 제 발로 요양병원을 걸어 나가는 일이 발생할 수도 있는 것이다.

그를 지켜보는 다른 환자나 의사들은 놀라 벌린 입을 다물지 못할 것이다. 하지만 이는 기적이 아니며, 현실에서 얼마든지 벌어질 수 있 는 일이다. 다만 현대사회의 의료체계가 내 안의 치유 능력을 거의 도

외시한 채 작동하기 때문에 특이한 사례로 비칠 따름이다.

바. 임종을 앞둔 환자

호스피스 병동은 세상을 떠나려 하는 열차에 몸을 실은 이들이 머무는 곳이다. 악성질환에 걸렸는데 치료될 가능성이 없고 말기에 이른 환자에게 신체적, 정신적 고통을 최소화해 생을 잘 마무리할 수 있도록 도와주는 곳이다.

이런 곳이 아니더라도 요양병원이나 가정집, 바닷가 요양시설 등에서 임종을 기다리는 이들이 있다. 병원 의사도 치료를 포기했기 때문에 본인이나 주위 사람들 모두 환자가 다시 건강한 자연인으로 회생한다는 생각은 아예 내려놓은 상태라 할 수 있다.

그런 사람도 저승으로 향하는 열차에서 하차할 수 있는 방법이 딱한 가지 있다. 바로 자기 자신의 집착과 잘난 마음을 완전히 포기하고 내려놓는 것이다, 그리고 한없이 겸손한 마음으로 모든 것을 하늘에 맡기는 것이다.

깊은 기도 속에 하염없이 내면으로 들어가 그처럼 절대자에게 자기를 온전히 맡겨 놓고 있다 보면 어느 날 홀연히 몸에서 놀라운 변화가 일어나게 된다. 말기 암의 기세가 툭 꺾이는 등 그동안 발호하던 악성질환의 힘이 약해지는 것을 느끼게 되는 것이다.

이때 겸손함을 잃지 않고 점점 더 심연으로 들어가 어떤 신성한 힘을 초빙하다 보면 그런 힘이 내 몸 안팎에 활성화돼 엄청난 치유 에너지 형태로 작동하게 된다.

이렇게 해서 죽어 가던 사람이 건강의 반전을 이루게 된다. 주위 사람들은 기적이 일어났다며 놀라워한다. 그러나 이 역시 기적이 아니다. 태초부터 인간의 몸 안에 실재한 치유 프로그램이 작동한 결과이므로 지극히 자연스러운 현상일 뿐이다.

세월이 거꾸로 흐른다

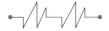

태초건강법을 터득한 사람들 가운데는 '요즘 들어 너무 젊어 보인다'는 소리를 듣는 이들이 적지 않다. 특히 오랫동안 중증질환을 앓다가 이 건강법의 도움으로 질병에서 해방된 이들은 얼굴에서 '세월이 거꾸로 흐른 것'을 여실히 확인할 수 있다. 이와 관련한 놀랄 만한 사례들을 두 가지 소개한다.

사례 1 청년 같은 노인

이순흥 씨(71세)는 나이 일흔이 넘도록 직장생활을 하고 있는 사람이다. 모 기업 임원(이사)인 그는 함께 입사한 동기생들이 벌써 10년

전 다 퇴직했는데 아직까지 현직에서 일하고 있다. 주요인은 사업 추진을 잘해 회장의 신뢰가 매우 두텁기 때문이다.

그런데 그 외에도 한 가지 요인이 더 있는 것으로 추측되고 있다. 도저히 70세 나이로 보이지 않을 만큼 굉장히 젊어 보이는 것이다. 심지어 그를 30대 중반의 나이로 추측하는 이들도 많다. 그래서 처음 만나 실제 그의 나이를 확인한 이들은 당황하게 된다.

이 씨는 젊은 시절 목, 허리디스크와 협심증, 역류성식도염, 폐결절 등으로 고생을 많이 했다. 병을 고치기 위해 침술을 배워 제 몸을 치료하는 수단으로 사용하기도 했다. 침 공부를 한 뒤 중국 유수의 대학에서 침구사 자격증을 받았을 정도로 침술 역량이 뛰어나다. 약초 공부도 많이 해 이를 자신의 치병에 활용하기도 했다. 양·한방 병원도 여러 곳 들락거렸다. 그런데도 병이 잘 낫지 않아 고민의 세월을 보내고 있었다.

그러던 그가 태초건강법을 연마한 뒤 사정이 확 달라졌다. 목디스크가 있는 경추와 허리디스크가 따라다니는 요추 부위로 뜨뜻한 느낌이 오르락내리락하기 시작하면서 그동안 튀어나와 있던 추간판이 제자리를 잡아 들어가 더 이상 통증이 느껴지지 않았다. 복부진동이 강력하게 일어나면서 그동안 음식물이 역류해 애를 먹이던 증상도 사라졌다. 협심증은 한동안 진동이 심장 주위로 꾸물꾸물 돌아다니게 하는 방법으로 완화할 수 있었다. 그리고 폐결절은 '약침' 같은 예리하고 강력한 마음약을 적용한 끝에 섬유화한 부분을 녹여 치유할 수 있었다.

물론 그가 이 같은 난치병들을 하루아침에 쉽게 해결할 수 있었던 것은 아니다. 1년여의 기간 동안 갖은 정성을 다 기울이고 갖가지 시

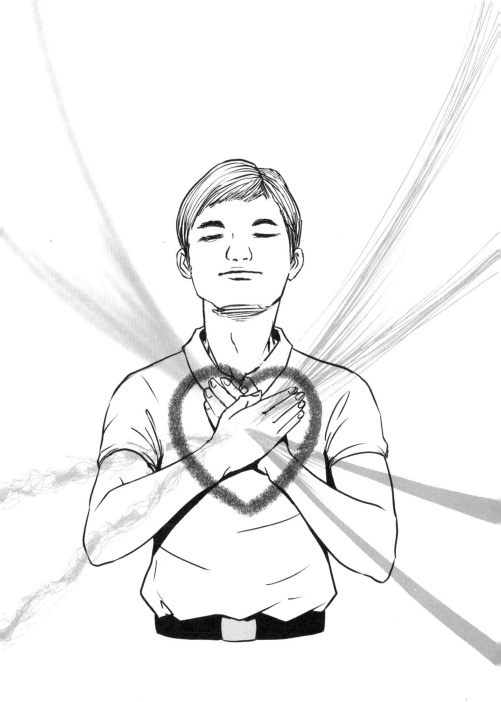

행착오를 거쳐 질병들을 다스릴 수 있었다. 그 과정에서 이 씨는 태초건강법의 고수가 되었다.

사실 태초건강법은 그 원리를 터득했다고 해서 곧바로 전문가가 되는 것이 아니다. 보검을 손에 잡았더라도 검법을 충분히 익혀야 뛰어난 검객이 될 수 있듯이 이 건강법도 부단한 노력으로 운용 기술을 높여야 경지에 오를 수 있다. 이 씨가 바로 그런 경우다. 그는 이제 태초건강법을 운용하는 능력이 상당한 경지에 이르렀다.

심지어 이 씨는 스마트폰이 진동할 때처럼 강력한 진동을 몸 어디서든 일으킬 수 있는 능력을 배양했다. 그런 진동이 마음먹은 대로 척추를 따라 오르내리고, 복부를 휘젓고, 사지로 뻗어 나가게 할 수 있다. 이런 방식으로 몸을 한바탕 건드리고 나면 전신에서 힘이 불끈불끈 솟는다고 한다. 생기가 뿜어져 나와 얼굴은 훤해지다 못해 빛이 나기까지 한다.

그렇지 않아도 동안(童顔)이던 이 씨의 얼굴을 태초건강법이 더욱 젊게 만들어 놓았다. 일반적으로는 그 나이면 머리가 벗겨지거나, 백발이 성성하거나, 얼굴 여기저기에 주름살과 검버섯이 나타나는 등 세월의 흔적이 드러나게 마련이다. 하지만 그에게서는 노화의 흔적을 찾아볼 수 없다. 오히려 검은 모발에서 윤기가 자르르 흘러내리고, 피부는 우윳빛이며, 눈동자는 초롱초롱하다. 치아도 32개 모두 건강하며, 청력도 온전하다. 체력도 대단해 등산할 때 청년보다 빠른 걸음으로 산을 오른다. 이쯤 되면 그를 노인이 아니라 청년이라 해야 옳을 듯하다.

사업 상담차 그의 사무실을 방문하는 사람들이 하루에도 수십 명에 이른다. 처음 오는 이들은 그의 방에 들어왔다가 젊은 그의 모습을 발견하고 돌아 나가려 한다. 혹자는 '이사님 어디 계시냐'고 묻기도 한다. 자기가 그 사람이라고 밝히면 그들은 얼어붙듯이 놀란다. 나이 많은 임원을 연상했는데 너무도 젊어 보이는 사람이 방을 지키고 있기 때문이다. 그런 모습에 감탄해 방문 목적을 뒤로하고 젊어지는 비결부터 묻는 이들이 있다. 그는 설명을 해도 잘 알아듣지 못하기 때문에 입을 다문다. 끈질기게 질문하는 사람에게나 간혹 설명해 줄 뿐이다.

이 씨의 부인은 그처럼 태초건강법을 터득하지 못했다. 함께 사는 두 딸도 마찬가지다. 식구들은 당초부터 태초건강법에 관심이 없었다. 그와 나이 차이가 별로 나지 않는 부인은 어느덧 할머니가 다 되었다. 세월의 갈기에 얻어맞아 머리카락부터 얼굴, 목, 손등에 이르기까지 이런저런 형태로 노화가 진행되고 있었다. 게다가 당뇨와 목디스크, 족저근막염 등을 오랫동안 앓아 표정에서부터 병색이 스쳐 지나다녔다. 반면 이 씨는 노화가 정지하다 못해 회춘하는 현상이 역력해진 것이다. 그는 세월이 무려 40년 정도나 역류한 상황이었다.

한번은 이 씨가 부인과 외출했다가 사람들로부터 황당한 오해를 받았다. 누군가가 그들을 모자지간이냐고 물어본 것이다. 부인은 그 일로 몹시 충격 받아 다시는 그와 외출을 하지 않게 되었다. 두 딸도 그와 외출하는 것을 꺼린다. 사람들이 그들을 종종 부부나 남매 사이로 착각하기 때문이다.

직장에서는 회의나 회식으로 직원들이 한자리에 모였을 때 그의 모습이 유난히 두드러져 보인다. 20대부터 60대까지 층층이 모인 자리에서 가장 나이 많은 그가 너무 젊어 보이는 탓이다. 직원들은 그와 대면할 때마다 세월이 역류하는 그의 모습에 혀를 내두르곤 한다.

솔직히 말한다면 태초건강법 전파자인 나도 그를 볼 때마다 고개가 다소 갸웃거려지곤 한다. 그는 만날 때마다 조금씩 더 젊어진 모습이어서 나를 감탄하게 한다. 그러나 나는 그 원인을 분명히 알고는 있다. 그가 구사하는 진동이 강도가 너무 센 것이 원인이다. 그렇게 위력적인 진동 현상이 날마다 전신을 휘젓고 다니는데 어찌 젊고 건강해지지 않을 수 있겠는가.

그는 참으로 보기 드문 역량을 지닌 사람이라는 생각이 든다. 사실 태초건강법을 오랫동안 연마했어도 그와 같은 경지에 이른다는 것은 쉬운 일이 아니다. 그는 천부적인 능력을 지닌 사람이라고 봐야 옳을 듯하다.

사례 2 30대로 보이는 50대

김반석 씨(56세)는 만화가다. 신문사에 재직하며 평생 동안 만화를 그렸다. 만화책도 여러 권 펴냈고, 여기저기 사보와 잡지 등에 꾸준히 만화를 연재해 오고 있다.

김 씨는 만성 간경화로 간이 영양분 처리와 독소 제거 역할을 잘 못해 항상 피로감에 시달려 왔다. 눈은 누르스름한 빛을 띠거나 충혈되는 일이 잦았으며, 얼굴은 노리끼리하다가 나중엔 거무스름한 빛깔을 드러내기까지 했다. 매일 인쇄되는 신문에 시사만화를 그려 게재하고 수시로 날아오는 원고 청탁에 응해야 하는 직업으로 스트레스가 이만저만 큰 것이 아니었다. 이런 처지에 간경화의 고단함마저 더해져 그는 날마다 고통스런 삶을 이어 가고 있었다.

더구나 젊은 시절부터 계속된 만성 허리통증도 건강의 발목을 단단히 잡고 있었다. 요추에서 지진처럼 번지는 통증으로 오래 앉아 있기 힘들었고, 그 통증이 양쪽 무릎을 거쳐 발목에까지 악영향을 미쳐 걸을 때마다 이맛살을 찌푸리며 한숨을 삼켜야 했다. 사정이 이렇다 보니 정력이 떨어지고 발기마저 제대로 되지 않아 40대 초반부터 여러 해째 아내와 잠자리를 함께하지 못했다.

그러던 그가 나를 몇 번 찾아와 상담받은 뒤 내면에서 큰 변화를 일으켰다. 가장 눈에 띄는 변화는 간경화가 다소 호전된 것이다. 간은 말랑말랑한 장기이지만, 그의 경우 반복적인 조직 손상으로 일부가 섬유조직처럼 딱딱하게 변형된 상태다. 게다가 끊임없이 염증이 발생해 조직 손상 범위를 넓혀 가고 있었다. 그런데 태초건강법 실천으로 이런 흐름이 단절된 것이다. 그는 간이 자리 잡은 오른쪽 갈비뼈 아래에서 어떤 강한 기운이 간을 묵직하게 잡아 주는 것을 느꼈다. 그 기운은 복부 여기저기로도 확산해 항상 무언가 막힌 느낌이던 자리를 시원하게 뚫어 주고, 정체된 느낌이던 것들을 밀어내 주었다.

이 같은 생활을 지속하던 어느 날이었다. 간이 자리 잡은 갈비뼈 아래쪽 피부 바깥으로 작은 뾰루지 같은 것들이 돋아 나오기 시작했다. 시간이 지나면서 걷잡을 수 없이 많은 염증이 돋아 나왔고, 그는 가려워서 그 부위를 긁어 주었다. 혈액에 섞인, 탁한 염증성물질들이 뾰루지 자리로 삐져나와 작은 거미 모양의 딱지로 굳어지곤 했다.

태초건강법을 실천하면 할수록 염증도 많이 빠져나왔다. 그런 생활을 한동안 계속하자 종내에는 오른쪽 상복부의 피부가 나뭇등걸처럼 거무스레하고 거칠어졌다. 그런 상황에서 그는 몸이 편안해짐을 느꼈다. 몸에서 염증이 줄어든 탓인지 피로감이 많이 개선되었다. 내가 판단하기에 간의 섬유화된 부위가 원천적으로 회복된 것은 아니겠지만 그 주변부의 염증이 해소돼 손상됐던 조직이 재생되며 간 기능이 상당 부분 호전된 것으로 보인다. 물론 그 과정에서 혈액과 호르몬 등이 활발히 돌아 간의 기능 회복에 순기능을 많이 했을 것으로 여겨진다.

이렇게 심지어 피부 바깥으로까지 염증물질이 삐져나오게 만드는 것은 병원 치료로는 상상도 할 수 없는 일이다. 태초건강법은 그만큼 과학으로만 판단할 수 없는 놀라운 부분이 있다.

김 씨는 태초건강법을 배운 뒤로 허리와 다리통증도 상당 부분 개선할 수 있었다. 이 건강법을 실천하면 요추 부근에서 강력한 진동이 일어나 방광을 휘젓고, 마침내 그 기운이 양쪽 다리로도 쭉쭉 뻗어 나가 시원한 느낌을 주곤 했다고 한다. 이런 생활을 되풀이하자 10년간 괴롭혀 온 허리의 뻐근한 느낌이 상당 부분 빠져나갔고, 다리통증도 거의 다 사라졌다. 또 그 과정에서 사타구니 부근으로 기분 좋은 자극이 강하게 스쳐 다니더니 정력과 발기력도 많이 살아났다고 했다.

이 같은 방법으로 난치병들을 여러 가지 다스리자 그는 생기를 완연히 되찾았다. 목소리와 동작에서 활기가 묻어났고, 거무스름하던 얼굴 피부가 맑은 색조를 되찾았다. 몸이 전반적으로 가벼워지고 건강이 좋아지자 사회생활도 더욱 활발히 할 수 있게 되었음은 물론이다.

40대부터 중늙은이로 변해 고생하던 그가 맑은 모습으로 환골탈태한 것을 보고 주위 사람들은 어리둥절해한다. 놀라운 변화이기 때문이다. 그는 현재 50대 중반이지만 일별하면 30대 후반 정도로 보인다. 병원 약을 복용하지 않고 한방 치료도 받지 않았는데 원기를 회복하고 세월의 수레바퀴를 거꾸로 돌린 그에게서 사람들은 의아한 시선을 거두지 못한다.

김 씨는 요즘도 틈만 나면 태초건강법을 실천한다. 그렇게 하면 할수록 건강이 개선되고 젊음이 돌아오는 것을 느끼기 때문이다. 좋은 생각과 긍정적 사고를 일으켜 이를 육체에 접목하는 것이야말로 병원 약이나 한방약을 능가하는 하늘 약(?)을 복용하는 것임을 그는 누구보다 잘 알고 있는 듯하다.

아름다움이 올라온다

태초건강법을 실천하면 여성의 경우 전체적으로 아름다워지는 변화가 나타난다. 이는 젊음과 생기를 되찾고 피부가 고와지기 때문이다. 중증질환을 앓다가 건강을 회복한 경우는 더욱 눈에 띄는 변화가 나타난다. 여기 대표적인 사례를 하나 소개한다.

사례 꽃으로 피어나다 ──────────────────

박영옥 여사는 오십대 중반을 넘긴 나이다. 그 나이면 보통 얼굴에 주름과 잡티가 늘어나고 종종 볼살이 처진다. 젊은 시절 윤기 있던 머리카락도 푸석푸석해진다.

하지만 그녀에게서는 그런 모습을 거의 찾아볼 수 없다. 오히려 그녀는 얼굴 피부에 생기가 가득하고 몸 전체에서 탄력이 넘치는 모습이다. 마치 성숙한 꽃나무가 제철을 만나 꽃 한 송이를 싱그럽게 피워 올린 것만 같다.

수년 전만 해도 그녀는 지금 같은 모습이 아니었다. 얼굴색이 전체적으로 어둡고 탁했으며, 짙은 잡티가 여기저기 생겨나 있었다. 악성 염증들도 검붉은 뾰루지 형태로 밀려 나오곤 했다. 눈 아래 피부가 축 늘어지고, 팔자 주름도 입 양쪽으로 뻗어 내려왔다. 긴 목에도 늘어진 주름이 면도날에 베인 상처처럼 그어져 있었다.

그래서 그녀는 첫인상이 매우 좋지 않았다. 이렇듯 스스로 받아들이기 힘든 조기 노화 증세에 우울증까지 겹쳐 날마다 고통의 시간을 보내야 했다.

그렇던 그녀가 지금의 생기 있는 모습으로 돌아온 것은 태초건강법 덕분이다. 박 여사는 1년 이상 이 건강법을 부지런히 실천했다. 그럴 때마다 어떤 신비한 힘이 깊은 곳에서 자율적으로 올라와 몸을 돌봐 주고 병을 치료하는 것을 깨달을 수 있었다.

박 여사는 수십 년 동안 위장 질환으로 고생했다. 소화 기능이 약해 먹는 행복을 잘 알지 못했고, 소화불량 증세가 자주 나타났으며, 트림과 신물이 반복적으로 올라왔다. 이처럼 위장이 제 기능을 못하니 살이 계속 빠졌고, 얼굴색은 누렇게 떴다. 또 힘이 바닥으로 꺼져 내려 길을 걸을 때 흐느적거렸고, 양어깨가 축 처지곤 했다. 오래된 어깨통증과 목디스크도 어깨를 처지게 하는 원인이 되고 있었다.

만성 허리통증과 신장질환도 그녀의 삶을 흔들었다. 허리는 날마다 끊어질 듯 아파 밤마다 바닥에 엎드린 자세로 가족에게 밟아 달라고 부탁해야 했다. 가족의 정성스런 간호에도 통증은 제대로 빠져나가지 않았다. 오히려 통증은 양쪽 다리에까지 뻗쳐 밤마다 고통을 참느라 입술을 깨물어야 했다.

태초건강법을 반복적으로 시도하던 어느 날, 믿기 어려운 일이 발생했다. 방바닥에 누워 있는데 갑자기 배가 위로 솟으며 자연스럽게 허리까지 따라 올라갔다. 몇 분간 그런 상황이 이어지더니 허리가 바닥으로 툭 떨어졌다. 난생 처음 경험한 일이어서 어리둥절했다.

그 뒤에도 이 같은 현상이 반복됐다. 심신을 이완하고 내면으로 깊숙이 들어가 통증이 빠져나가기를 간절히 원할 때마다 허리가 들썩거려지곤 했다. 그때마다 누군가가 그녀 옆에서 허리춤을 들어 올리는 기분이었다고 했다.

어느 때는 엉덩이가 좌우로 들썩거려지기도 했다. 이때도 알 수 없는 힘이 자기 주변에서 작용하는 것 같은 느낌이 들었다. 이런 현상을 여러 차례 겪고 나자, 오랜 세월 끈질기게 따라다녔던 허리통증이 크게 완화되었다.

신기한 현상은 여기서 그치지 않았다. 목디스크와 어깨질환을 잡아 주는 기적도 일어났다. 편히 누운 자세에서 목과 머리가 들어 올려졌다 툭 떨어지는가 하면, 어깨가 어떤 센 힘에 의해 상하좌우로 비틀어지는 현상이 계속해서 나타났다. 이런 현상이 반복될 때마다 해묵은 통증이 빠져나가고 개운한 느낌이 밀려왔다.

위장 깊숙한 곳에서는 무언가 막힌 것을 시원스레 뚫어 주는 현상이 일어났다. 그럴 때마다 위장이 편안한 느낌 속에 정돈되며 소화가 원활해지는 것을 경험할 수 있었다.

박 여사는 이 건강법에 푹 빠져들었다. 몇 달간 이 건강법을 여러 자세와 방법으로 실천하며 몸 상태를 주의 깊게 관찰했다. 결과는 만족스러웠다. 내면의 자율적 치유 프로그램을 자유자재로 활용할 수 있는 능력을 갖추게 된 것이다.

그녀는 집안일을 하는 도중 여유와 휴식 시간이 생길 때마다 치유 에너지를 불러 전신이 그 잔잔한 느낌에 잠기도록 한다. 치유 에너지가 만성질환이 있던 목, 허리, 위장 부위를 지날 때는 강하게 흔드는 느낌이 등장하기도 한다. 이런 방법으로 건강을 획기적으로 끌어올려 이제는 과거의 고질병과 거의 다 작별하기에 이르렀다.

질병을 몰아내자 돌아온 것은 신체의 탄력과 아름다움이다. 쪼글쪼글하던 피부의 연부조직에 콜라겐이 들어차 주름이 사라졌고, 축축 늘어져 있던 근육도 단단해졌다. 얼굴은 우윳빛 맑은 색조를 되찾았고, 부스스하던 머릿결은 검고 싱그럽게 빛나게 되었다.

건강이 회복되자 우울증도 사라져 매우 명랑한 성격이 되었다.

그녀의 밝고 활기찬 모습에 주위 사람들이 한마디씩 인사말을 던진다.

"뭘 먹고 이렇게 피어나는 꽃 같이 되었어?"

"무슨 비법이 있는 거야? 점점 젊어지니, 이상하네!"

"딸하고 같이 다니면 언니, 동생 사이로 착각하겠어?"

병원에서 체크하면 그녀의 생체 나이가 30대 초반으로 나온다고 한다. 의료진이 어리둥절해할 수밖에 없다. 의사와 간호사는 종종 그녀에게 무슨 비밀스런 방법이라도 있느냐고 묻곤 한다. 그럴 때마다 그녀는 미소 지으며 그저 이렇게 대답한다. "그런 게 있어요."

제**4**장

태초건강법의 효과 &
특별 치유 사례

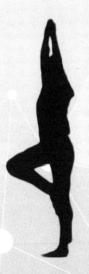

태초건강법의 효과

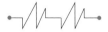

태초건강법의 효과는 광범위하다. 여기서는 환자들의 사례를 중심으로 일반적인 효과 몇 가지와 난치병 등을 해결하는 치유 효과로 구분해 그 다양한 양태를 살펴본다.

가. 일반 효과

• 피로 회복

피로회복은 이 긴깅법의 가상 기본적인 효과라 할 만하다.

필자의 연구소에 내방한 환자들을 대상으로 분석한 결과에 따르면 태초건강법을 터득한 이들은 이를 평소 피로회복 수단으로 가장 흔히 사용하고 있는 것으로 나타났다.

물론 그들은 대부분이 질병 치유 목적으로 이 건강법을 터득한 이들이다. 하지만 생활 중에 경험해 보니 이는 질병 외에 신체에 달려드는 피로감을 몰아내는 데 매우 유익한 방편임을 알 수 있었다고 한다.

우리가 일상생활에서 느끼는 피로는 종류가 다양하다. 직장 일 등 생업 때문에 다가오는 피로감이 있는가 하면, 격한 운동 끝에 밀려오는 것도 있고, 스트레스가 원인이 되어 덮치는 것도 있다. 만성질환이 원인인 경우도 있고, 노화 진행으로 면역력이 약화해 수시로 피로의 노예가 되는 사람들도 있다.

어떤 형태의 피로든 태초건강법은 이를 몰아내 주는 매우 효율적인 수단이다. 피로감이 다리에 걸려 있건, 어깨에 걸려 있건, 혹은 전신에 물 먹은 솜처럼 몰려와 있건, 치유 에너지로 이를 보쌈하듯 싸잡아 천천히 밀어내거나 흔들어 흩어 버리면 된다. 그러면 어깨에 올라와 있던 무거운 바윗덩이가 떨어져 나간 것처럼 신체가 개운해진다.

● 숙취 해소

필자에게서 마음약 복용 및 치유 에너지 운용 방법을 배운 이들 가운데에는 평소 음주를 많이 하는 이들이 여럿 있다. 그들은 이구동성으로 이 방법이야말로 숙취해소에 최고 명약이라고 말한다.

마음약이 숙취해소에 효과적인 이유는 술과 술기운이란 탁기를, 좋은 물과 긍정의 에너지로 전환시키기 때문이다. 술은 대체로 탁기로 가득한 나쁜 물이다. 개중에는 건강에 유익한 것으로 알려진 약주(藥酒)도 있지만, 대부분이 신체 활력과 건강성을 갉아먹는 역할을 한다.

이런 나쁜 물이 몸에 들어가 우리가 숙취 상태에서 벗어나지 못할 때 마음약을 적절히 복용하면 의외로 좋은 결과가 도모된다. 나쁜 물이 육각수로 바뀌어 약수가 되고, 탁기가 조화로운 에너지로 전환돼 신체가 거뜬해지는 것이다. 30분~1시간 정도의 마음약 복용 및 치유 에너지 운용만으로도 숙취는 멀리 달아나고 육체가 활력을 되찾게 된다.

우리가 식수를 애인 대하듯 사랑스런 마음으로 대하면 그러한 마음(의식)이 파동 형태로 전달돼 식수가 몸에 좋은 육각수로 변한다. 반대로 나쁜 감정으로 욕을 하면 분자 구조가 나쁜 물로 전락한다. 이 같은 원리는 이미 과학적으로 자세히 밝혀졌다.

숙취 상태에서 마음약을 복용하는 것은 이 같은 원리를 이용하는 것과 같다. 내 몸에 좋은 생각을 덧입혀 나쁜 물과 탁기를, 좋은 물과 긍정의 에너지로 전환시키는 것이다.

이 같은 숙취해소 방법은 종종 주위 사람들을 놀라게 한다. 밤새워 엄청난 양의 술을 마시고도 이튿날 거뜬히 몸을 일으켜 출근할 수 있게 해 주기 때문이다. 나이 지긋한 직장 상사가 젊은 부하직원들보다 더 많은 양의 술을 마셨는데도 다음 날 부하들보다 거뜬한 상태를 유지한다. 이를 보고 숙취로 헤매는 부하직원들은 고개를 갸웃거리게 된다.

• 미용 증진

태초건강법을 터득한 여성들에게는 공통적으로 나타나는 특징이 있다. 별달리 화장을 하지 않는데도 얼굴이 훤해지는 변화가 일어난다는 점이다. 그도 그럴 수밖에 없는 것은, 치유 에너지가 고급 화장품

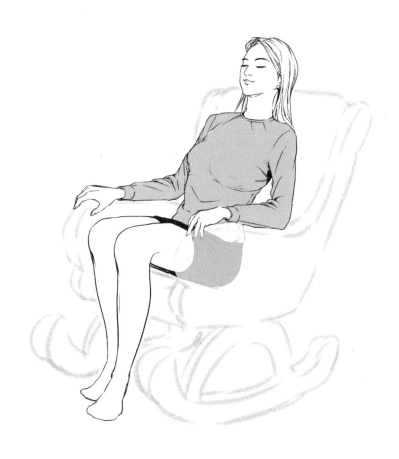

이상의 기능을 하기 때문이다.

여성에게 아름다움은 생명과도 같다. 이는 돈과 권력 못지않은 무기이다. 그런데 아무리 아름다운 여성일지라도 나이 들면서부터는 상황이 달라진다. 특히 폐경기를 거치면서 여성호르몬 에스트로겐의 분비가 줄어 얼굴이 푸석푸석해지고, 주근깨와 반점이 증가하기도 한다. 젊을 때 싱그럽던 모발에서 윤기가 사라지고, 새치와 주름살이 늘며, 검버섯이 피어나기도 한다.

이럴 때 여성은 고급 기능성 화장품 사용에 목을 매고, 미용 시술을 받느라 큰돈 들이며 성형외과를 들락거리기도 한다. 그렇더라도 젊은 시절의 아름다움을 회복하는 데는 한계가 있다.

이 경우 마음약 복용 및 치유 에너지 활용은 뛰어난 효과를 가져다줄 수 있다. 젊음을 부르는 호르몬과 신경전달물질의 분비 및 이동이 활발해지고, 혈행이 개선되며, 몸속 노폐물이 잘 빠져나가게 하기 때문이다. 이를 통해 기울어 가는 신체 기능을 정상화해 얼굴에서 생기와 싱그러운 아름다움이 뿜어져 나오게 된다.

진정한 아름다움은 이처럼 내면의 작업을 통해 길어 올리는 것이라 할 수 있다. 마음약 복용과 치유 에너지 운용을 일상화하고 있는 여성들은 내면의 힘으로 만들어지는 아름다움이야말로 고가의 화장품 효과를 능가할 수 있다고 이구동성으로 말한다.

• 통증 완화

필자의 연구소를 찾은 이들 가운데는 이런저런 신체 통증을 호소하는 이들이 적지 않았다. 그럴 수밖에 없는 것은 그들 대부분이 난치병, 만성질환 환자들이기 때문이다.

그들 중 태초선상법을 확실히 터득한 이들은 이 방법이 일상적으로 찾아드는 통증을 완화하는 데 매우 훌륭한 수단이라고 입을 모은다.

가령 퇴행성무릎관절염으로 잘 걷지 못하던 한 환자는 이 건강법을 알기 전에는 무릎 통증으로 여러 해 동안 고통의 세월을 보내야 했다. 무릎이 굳어 가며 통증을 동반할 때는 더욱 괴로웠다. 그런데 그가 치유 에너지 운용법을 알게 된 뒤로는 사정이 크게 달라졌다. 무릎에 묵직한 치유 에너지가 깊숙이 스며들게 할 줄 알면서 통증을 스스로 제어할 수 있게 된 것이다.

오른쪽 뒷머리부터 목과 오른쪽 어깨, 오른팔까지 굳어 들어가며 통증이 뒤따르는 환자도 있었다. 날마다 치유 에너지를 운용하는 수련을 거듭한 결과 무겁고 괴롭게 느껴지던 증상이 녹아내렸다. 그는 이후에도 증상이 반복될 때마다 유사한 방법으로 고통을 덜고 있다.

이 같은 난치병, 만성질환으로 인한 통증 외에도 우리에게는 일상생활 도중 갑자기 이런저런 통증이 찾아들 수 있다. 갑자기 허리가 뻐근해 몸을 일으키기 힘들어진다든가, 자고 일어났는데 어깨가 결리는 등의 경우다. 이렇듯 불청객이 찾아들었을 때는 몸을 편안히 하고 치유 에너지가 해당 통증 부위와 전신에 퍼져 탁기를 밀어내게 하는 것이 좋은 방법이다. 그러면 통증은 금세 사라진다. 많은 사람들이 이를 실증해 보이고 있다.

• 수면 촉진 및 대체

앞에서도 밝혔듯이 마음약은 잠들기 전이나 새벽녘 잠에서 막 깨어났을 때 몸에 적용하는 것이 효율적이다. 잠자리에서 육체를 충분히 이완하고 진동이나 따뜻한 느낌 등의 마음약을 운용하면 우리 몸은 어느덧 따스한 느낌이나 잔잔한 진동 에너지에 젖어든다. 이 작업을 심화하면 머리부터 발끝까지 진동이 시냇물처럼 흐르기도 하고, 뜨뜻한 느낌이 관통하기도 한다. 그럴 때면 굉장한 행복감과 환희심이 내면 깊숙한 곳에서 올라오기도 한다.

이처럼 흐뭇한 느낌에 휩싸여 비몽사몽간의 시간을 지내다 보면 어느 순간 깊은 잠에 빠져들게 된다. 마음약은 이와 같이 수면을 촉진하는 데 매우 유용한 수단이다. 따라서 불면증 환자의 증세 완화에 도움이 된다. 수면제란 물질 약을 따로 먹을 필요가 없다.

일이 많아 철야 작업을 했거나, 상가에서 꼬박 밤을 새웠더라도 마음약 복용법을 잘 활용하면 피로감을 몰아낼 수 있다. 나이 들어 잠이 크게 줄어든 경우도 마찬가지다. 비록 잠은 거의 못 잤더라도 긍정의 치유 에너지로 신체 구석구석에 쌓인 피로와 부정적인 에너지들을 씻어 내 몸을 가볍게 할 수 있다. 30분~1시간의 태초건강법 운용은 수면 시간을 대여섯 시간 정도 대체할 수 있음을 연구소 내방객들에 대한 실험으로 확인할 수 있었다.

● 스트레스 해소

스트레스는 현대인의 적이다. 일상의 소소한 스트레스는 별다른 문제를 촉발하지 않지만 만성적 스트레스는 질병의 위험을 높인다. 우리 몸의 면역 시스템을 붕괴시키기 때문이다.

스트레스로 인한 신체 이상 반응은 피로감이나 통증과도 차이 난다. 어떤 긴장감이 거미줄처럼 신체를 얽어 놓으면서 육체가 무언가 맛이 가게 만든다. 어떤 부정적이고 불유쾌한 에너지가 신체를 괴롭히게 된다.

마음약 복용 및 치유 에너지 운용법은 스트레스 해소에도 괄목할 만한 효과를 나타낸다는 것이 실험 결과 밝혀졌다. 스트레스로 인한 부정적 에너지를 밀어내는 데 결정적 역할을 한다.

이미 스트레스의 포로가 된 상황에서는 신체 이완이 쉽지 않다. 그렇더라도 잠깐씩 현실을 떠나는 훈련을 하다 보면 이완이 전혀 불가능한 것만도 아니다. 스트레스가 뿌리 깊더라도 잠시 이완에게 자리를 내주게 하고 마음약을 지성으로 공급해 본다. 그렇게 하여 우리 몸에서 치유 에너지가 밀밀하게 일어나면 그 기세에 밀려 스트레스성 탁기가 스멀스멀 빠져나간다. 이 같은 훈련을 되풀이하면 어느덧 스트레스가 다소 불편한 대상은 될지언정 인생을 무너뜨리는 적이 되지는 못한다.

나. 치유 효과

여기서는 태초건강법의 치유 효과에 대해 알아본다. 이상한 일이지만 이 건강법은 병원 치료에 어려움을 겪던 이들에게 잘 듣는 경향이 있다. 병원에서 치료를 포기한 환자들이 죽음의 길목에서 돌아오기도 한다. 물론 비결은 내 안의 자율적 치유 프로그램을 잘 활용하는 것이다.

• 척추를 이용한 치료

척추는 인체의 기둥뿌리 같은 부위다. 척수신경망을 따라 전신의 근육, 뼈 및 각종 장기 등과 긴밀히 연결돼 있다. 따라서 척추의 건강을 증진하고 이를 질병 치유 수단으로 적극 활용한다면 자신의 건강을 획기적으로 향상시킬 수 있다. 특히 척추에 이런저런 질환이 있는 사람이 이 방법을 사용하면 결과가 매우 고무적일 수 있다.

예를 들어 목디스크가 있는 환자라 치자. 그는 심신 이완을 충분히 한 뒤 추간판이 탈출된 경추의 문제 부위에 몽롱한 의식을 접목하면 된다. 그곳에 이르러서는 의식을 더 깊숙한 곳으로 밀고 들어간다. 그러고는 약손 같은 심상으로 그곳을 위무하기도 하고, 그 심상으로 그 부위의 탁기를 밀어내 보기도 한다. 뜨뜻한 느낌이나 묵직한 느낌을 부여해 보기도 한다.

어떤 전율감이나 진동의 심상을 일으켜 적용할 수도 있다. 이때 거의 무념무상의 상태에서 매우 간절한 마음으로 기도하듯이 작업을 진행시켜야 한다.

한동안 그런 행위를 지속하다 보면 문제의 병증 부위에서 새로운 느낌이 건져질 수 있다. 예를 들어 어떤 묵직한 느낌이 일어났다고 치자. 그러면 계속 정성을 더해 그 느낌을 온양한다. 이 과정을 지성으로 반복하면 굉장히 묵직한 느낌이 그 부위에 일어나게 된다. 이는 비물질 현상이어서 육안으로 확인할 수 없다. 그러나 질병 치유를 촉진할 수 있는 에너지란 사실을 본인은 깨닫게 된다. 그 에너지의 힘으로 질병을 초래한 탁기를 힘껏 밀어내면 된다.

처음에는 탁기가 잘 밀려 나가지 않을 수 있다. 이때는 그 힘을 키우고 더 키워 탁기를 에워싼다. 그러고는 밀어내는 행위를 반복한다. 때로는 탁기 덩어리를 잘 달래듯이 밖으로 나가도록 유도하는 것도 좋은 방법일 수 있다. 이런저런 방법으로 탁기의 등을 떠밀면 종내에는 그 병증도 서서히 밀려나게 된다. 이때 몸을 약간 꽈배기 틀 듯해 척추를 비틀면 문제의 부위에서 우두둑하는 소리가 나며 튀어나와 있던 추간판이 제 위치로 복귀하는 희한한 일이 벌어지기도 한다. 모든 목디스크 환자에게 이 같은 기적이 일어나는 것은 아니지만, 적어도 증상이 개선되는 것만큼은 분명하다.

목디스크 증세가 일단 호전됐다고 해서 그것으로 그쳐선 안 된다. 내버려 두면 추간판은 다시 밀려 나오는 경우가 다반사이다. 그러므로 수시로 동일한 작업을 해서 탁기를 거둬 내고 추간판을 제자리로 돌려놓아야 한다. 일정 기간 이 같은 방법을 지속하면 마침내 경추 추간판탈출증이 해결된다.

경추 치유를 진행하는 과정에서 경추의 묵직한 기운을 수시로 척추 전체에 확산시키는 노력을 기울여 본다. 그러면 어느 날 경추에서부터 흉추, 요추, 미추 및 천추에 이르기까지 척추 전체에 묵직한 기운이 걸리는 수가 있다. 그러면 그 기운을 키우고 또 키워 그 힘으로 신체의 다른 병증 부위로 다가간다. 이런 방식으로 다른 부위의 질환도 치유할 수 있으며, 마침내 신체의 거의 모든 질병을 다스릴 수 있다.

예를 들어 퇴행성무릎관절염이 있다고 치자. 그러면 척추의 묵직한 기운을 문제의 무릎 부위로 몰고 간다. 이렇게 하면 무릎에서 찌릿찌릿하는 전기 자극이 느껴지기도 한다. 이런 과정을 몇 차례 거치면 관절염이 호전된다. 무릎이 부드러워지고, 걸을 때 따끔거리던 증상도 멎게 된다. 관절 부위의 묵은 염증이 빠져나가고, 손상됐던 인대나 반월상 연골판 등이 복구되어 나타나는 결과다. 발목관절염도 발목에 그 묵직한 기운을 몰고 들어가 고칠 수 있으며, 다른 모든 골관절염들도 비슷한 방법으로 호전시킬 수 있다.

척추 전체에 묵직한 기운을 최대한 끌어올리기만 해도 신체의 관절염 부위에 전기 자극 등이 자동으로 전달돼 질병이 치유되기도 한다.

이는 척추와 관절이 척수신경을 매개로 상호 긴밀히 연결돼 있다는 방증이다. 이렇듯 형님이자 집안 기둥뿌리 역할을 하는 척추의 건강이 대폭 증진되면 아우 격인 나머지 부위에는 저절로 긍정적 영향이 전해진다. 이렇듯 척추를 출발점으로 삼는 심신 치유기법은 효율성이 뛰어나다.

심장질환이 있는 사람은 척추의 묵직한 기운을 심장으로 몰고 들어간다. 그 기운의 힘으로 심장을 에워싸 위무하며 나쁜 기운을 밀어낼 수 있다. 심장이 탁기로 막힌 상태라면 감옥에서 탈출하듯 이를 해방시킬 수 있다. 그러면 심장은 억눌림에서 벗어나 편안한 상태가 된다. 이를 되풀이하면 심장과 관련한 다양한 질환들을 치유하거나 증세를 완화할 수 있다.

척추의 기운을 목이나 뇌 안으로 밀고 들어가 막힌 부분, 뭉친 부분을 뚫어 줄 수 있다. 그러면 경도인지장애나 알츠하이머, 뇌전증, 뇌경색 등의 증상이 완화된다. 그 기운을 위장으로 몰고 들어가면 무력하던 위 기능이 대폭 향상되기도 한다. 대장으로 밀고 가면 정장(整腸) 작용이 일어나며, 사타구니로 몰고 가면 정력이 증진된다. 폐 속으로 밀고 들어가면 폐 안의 악성 염증들이 가래 형태로 꾸역꾸역 밀려 나오기도 한다. 이렇듯 척추를 중심으로 치유의 에너지를 뭉클 일으켜 활용하면 신체 곳곳의 질병을 획기적으로 다스릴 수 있다. 질병의 종류가 많아도 한꺼번에 통제할 수 있는 역량이 발휘된다.

● 어깨질환

어깨에 통증이나 경직을 유발하는 질환이 많다. 오십견, 석회화건염, 회전근개파열, 어깨충돌증후군 등이 대표적인 어깨질환이다. 이 밖에 중추신경장애, 파킨슨병, 관절염, 목디스크 등도 어깨에 통증이나 경직을 일으킨다. 한마디로 어깨는 통증의 집합소 같은 곳이다.

어깨가 이런 상황인 것은 우리 몸에서 매우 복잡한 구조 중 하나이기 때문이다. 어깨는 각종 뼈와 힘줄, 인대, 관절, 근육 그리고 각종 신경과 혈관, 연부조직과 피부 등으로 이뤄져 있다. 이처럼 해부학적으로 복잡한 데다 평생 팔의 움직임을 다양한 각도에서 뒷받침하다 보니 문제가 발생하는 경우가 많다.

즉 힘줄, 인대, 연골 등이 눌리거나, 찢어지거나, 유착해 각종 통증을 일으킨다. 신경이 눌리거나 근육의 결이 뒤틀려 염증이 초래되며 통증을 유발하기도 한다.

특히 나이 들어 어깨가 퇴화하면 이런 증세는 더 심해진다. 혈액이 원활히 돌지 못하고, 염증 등 노폐물이 쌓이며, 호르몬과 신경전달물질이 불균형을 이루는 등 면역 환경이 악화해 각종 어깨질환의 포로가 되기 쉽다.

오십견은 관절낭이 굳어져 통증과 함께 어깨관절을 움직이기 어려워지는 질환이다. 석회화건염은 어깨 힘줄에 석회가 침착해 날카로운 동통을 유발하는 질병이다. 회전근개파열은 어깨에 있는 4개의 힘줄 중 한 개 이상이 늘어나거나 찢어져 나타난다. 어깨충돌증후군은 어깨관절이 느슨해지면서 그 안에 있던 뼈들이 서로 부딪히고 그 사이에 끼인 인대, 힘줄, 지방에 염증이 생겨 발생한다.

이들 모두 초기에는 통증만 있지만 만성화하면서 어깨 움직임이 제한돼 팔도 움직이기 어려워지는 것이 특징이다. 옷을 입거나 머리를 빗을 때도 묵직하거나 날카로운 통증이 뒤따를 때가 있다. 어깨를 중심으로 등판, 목의 일부, 팔까지 굳어지고 아파 잠을 제대로 못 이루는 등 생활에 큰 불편이 따르기도 한다.

이런 어깨질환을 치료하기 위해 수술을 받는 환자들이 많다. 그러나 너무 아프다고 해서 다급하게 수술부터 하는 것은 재고돼야 한다. 그보다는 스트레칭과 불량자세 교정 등으로 직접적인 원인을 제거해 문제를 해결하려 하는 자세가 현명하다.

태초건강법만으로도 병원 치료를 대신할 수 있다. 방법은 누운 자세에서 어깨를 중심으로 목, 팔, 등판, 척추, 가슴까지 풀어 헤치듯 이완하는 것이다. 그러고는 마음의 탐조등을 밝혀 어깨의 경직된 부분, 통증 엉킨 부위, 아린 느낌 감도는 곳 등을 모두 찾아낸다.

그런 다음 몸에서 치유 에너지를 밀밀하게 일으켜 그 힘을 비정상적 느낌이 감도는 부위로 밀고 들어간다. 그러고는 그 힘으로 부정적 느낌들을 자극하거나 달래어 밀어낸다. 마음의 그물망으로 거둬 내거나 손사랫짓하듯 밀어내면 된다. 간절한 마음으로 정성을 다해 작업하면 일정 시간 후 부정적 느낌들이 밀려나게 된다. 그 상황에서 그 자리를 치유 에너지로 가득 채워 위무한다. 이렇게 하면 통증 등 비정상적 느낌들이 상당 부분 빠져나갈 수 있다.

이런 방법으로도 해결되지 않을 때는 누운 자세에서 팔을 들어 어깨를 이리저리 돌리거나 풀어 준다. 그럴 때 통증이 느껴지는 각도에서 움직임을 멈추고 그곳에 치유 에너지를 밀어 넣는다. 그 힘으로 통증을 밀어내고 위무한다. 그런 다음 다시 팔과 어깨를 움직여 새로운 각도에서 통증을 찾아내 같은 방법으로 대처한다. 이런 방법으로 팔을 360도 회전하며 어깨를 움직여 모든 통증에 대처한다.

이 같은 작업이 한 순배 끝나면 다음에는 턱에 푹신한 베개를 괴고 엎드린다. 그런 자세에서 다시 팔을 360도로 회전해 어깨 움직임에 변화를 주어 가며 같은 작업을 반복한다. 이 같은 마음치유 작업을 오랫동안 지속하면 웬만한 어깨질환은 대부분 다스릴 수 있다. 어깨를 날카롭게 찌르던, 밤톨만 한 석회 덩어리도 녹아 사라지고, 파열되었던 회전근개가 자연 치유되는 현상도 벌어진다.

• 뇌질환

뇌질환은 종류가 다양하다. 뇌전증부터 치매, 뇌종양, 각종 두통, 뇌졸중, 뇌동맥류, 삼차신경통 등이 모두 이 범주에 들어간다. 뇌와 그 주변부의 근육, 혈관, 신경계 등에 무질서, 부조화가 초래된 것이 원인이다. 그로 인한 각종 뇌질환은 많은 경우 심각한 후유증을 남기는 등 치명적 결과를 초래한다.

병원에서는 두개골을 절개해 수술하는 등 무지막지하게 대처하거나 장기간 약을 복용케 하는 등으로 환자의 심신을 곤폐하게 만들기도 한다. 그런 조치로 증상이 개선되거나 깨끗이 치료된다면 달리 할 말이 없을 것이다. 문제는 그렇지 못한 경우가 많다는 데 있다.

이 경우 태초건강법에서 답을 찾는다면 문제가 의외로 쉽게 풀릴 수 있다.

뇌전증의 경우를 보자. 뇌전증 환자는 느닷없는 비정상적 발작으로 종종 주위 사람들을 놀라게 한다. 길을 걷거나 가만히 앉아 있다가 짚단 허물어지듯 쓰러지는가 하면, 팔다리를 비틀며 입에 거품을 물거나 의식을 잃기도 한다. 환자는 구역질이 치밀거나, 가슴이 두근거리고, 때로는 긴장감 속에 식은땀을 흘리기도 한다.

이 같은 증상은 뇌신경세포의 일시적이고 불규칙한 이상 흥분으로 인한 것이다. 즉, 뇌신경세포가 지나치게 흥분해 갑작스럽고 반복적으로 전기 방전을 일으키는 게 원인이다. 신경세포의 지나친 흥분이 대뇌의 광범위한 부위에서 동시에 일어나면 전신 발작, 대뇌 일부에서 발생하면 신체 일부에서 부분 발작이 나타난다.

현대의학은 뇌전증의 80%를 약으로 치료할 수 있다고 하지만, 오랫동안 복용해야 하는 문제점이 있다. 그런가 하면 치료 기간이 지나 약 복용을 중단했을 때 재발하는 경우도 상당히 많다. 이때 다시 약을 먹어도 효과가 나지 않는 경우가 꽤 있다. 따라서 환자와 가족의 심적 고충이 크다.

이럴 경우 심신을 깊이 이완하고 뇌 안에서 치유 에너지를 불러일으키면 의외로 좋은 결과를 얻을 수 있다. 이 질병은 어쨌든 뇌신경망의 혼돈과 무질서가 원인이므로 뇌 안에 묵직한 진동이나 뜨끈뜨끈한 기운을 유도해 운용하는 습관을 들이는 것이 치유의 지름길이다. 이렇게 하면 유전자 이상이나 만성 염증 등으로 흐트러지거나, 억눌리거나, 끊어지거나, 비틀린 뇌신경 체계가 점차 정상으로 돌아오며 증상이 완화되거나 사라진다.

특히 이 건강법을 숙지하고 있다가 갑작스럽게 발작이 나타나려 할 때 신속히 대응하면 큰 도움이 된다. 뇌간 진동 등의 유도와 함께 어지럼증이나 구역질 등을 치유 에너지로 적절히 다스려 주면 발작 증세가 잡힌다. 이 방법을 지속하다 보면 뇌신경 체계가 완전히 정상으로 돌아와 더 이상 발작 증세를 일으키지 않는다.

뇌동맥류는 뇌동맥의 일정 부위가 꽈리처럼 부풀어 오르는 질환이다. 뇌 안의 높은 압력으로 혈관 벽 안이 갈라져 동맥류가 생기는 것으로 추정된다. 또 혈관에 염증이 있거나 혈관벽이 유전적으로 취약한 경우 뇌동맥류가 동반되며 고혈압, 흡연, 마약류 등이 원인이 되기도 하는 것으로 알려진다.

뇌동맥류 부위가 터져 피가 나오면 이것이 주변 신경조직을 압박해 극심한 통증이나 구토, 뒷목 뻣뻣한 증세, 혼수상태 등을 일으키고 심할 경우 사망에까지 이르게 된다. 응급치료를 받아도 반신마비나 신경학적 결손, 인지기능 저하 등이 뒤따르는 무서운 질환이다.

그러나 태초건강법을 익힌 사람은 뇌동맥류를 그다지 무서워해야 할 이유가 없다. 이 건강법으로 평소 뇌 안을 묵직하게 잡아 주면 혈관 안팎의 염증이 빠져나가고, 위험하게 부풀어 있던 동맥류가 탱탱하게 조여져 크기가 줄어든다. 이 방법으로 수술 없이 뇌동맥류를 원천 치료할 수 있다.

뇌 관련 질환들은 모두 이와 유사한 방법으로 대처하면 긍정적 결과를 끌어낼 수 있다. 이 같은 대처로 뇌하수체종양 등 각종 뇌종양들도 크기를 서서히 줄여 없앨 수 있다. 두개골을 절개하지 않고도 치료할 수 있는 것이 이 건강법의 매력이다. 뇌신경을 눌러 통증을 유발하던 썩은 염증이 빠져나가면 뇌신경이 억눌림에서 해방돼 두통도 사라진다. 뇌혈관과 신경체계와 염증 문제를 종합적으로 해결함으로써 뇌졸중 전조 증상이나 이로 인한 후유증 등도 상당히 완화할 수 있다.

● 폐질환

예부터 폐병은 가장 고질적인 질환으로 여겨져 왔다. 가래 등 악성 염증 물질이 기관지를 막아 끊임없이 기침을 하거나 피를 토하기도 해, 환자 자신은 물론이고 가족 등 주위 사람들이 오랫동안 고통 받는다. 결핵 등 세균으로 인한 것을 제외하고는 대부분 스트레스나 유전, 흡연 등으로 인한 만성 염증이 폐질환의 주요 증상이다. 이는 '폐'라는 복잡하고 속 깊은 장기에 발생하는 염증이기 때문에 대처해 없앤다는 것이 결코 쉽지 않다. 약을 꾸준히 복용하는데도 증상이 개선되지 않고 오히려 악화하는 경우가 많다.

하지만 태초건강법을 익히면 세균에 의한 결핵 등을 제외하고는 대부분의 폐질환을 약화하거나 치료할 수 있다.

폐결절은 만성적인 염증성 병변 형태를 띠는 것이 특징이다. 만성 염증이 생기는 이유는 주로 만성 스트레스 때문이다. 스트레스로 인해 혈액이 탁해지고, 폐 안의 노폐물과 염증 물질이 원활히 배출되지 못한다. 이렇게 하여 폐의 염증 환경이 만성적으로 진행되면 이 염증이 석회를 바른 것처럼 굳어지기도 한다. 따라서 염증을 잡지 못하면 폐결절을 해결하기 어렵다. 폐에 쌓인 염증 물질을 없애고 맑은 혈액이 흐르게 하는 것이 치료법인데, 현대의학은 이에 관해 뚜렷한 답을 내놓지 못하고 있다.

폐부종은 폐 안에 노폐물이 쌓여 발생한다. 이 노폐물은 체액이 선순환하지 못하고 폐 안에 정체해 생겨난다. 심장질환이나 뇌 손상, 신장 기능 장애 등이 체액의 선순환을 방해한다. 폐부종으로 숨쉬기가 어려워지면 종종 마른기침이 따라다닌다. 이때 기침 끝에 가래를 토해 내면, 분홍빛 감도는 거품 낀 가래가 나온다. 노폐물로 쌓여 있던 악성 염증 덩어리이다.

천식은 알레르기 염증을 일으킨 기관지가 때때로 좁아져 과민 반응을 나타내는 질환이다. 기관지 근육이 경련을 일으키며 호흡곤란이나 기침, 천명음 등을 반복적으로 일으킨다. 어느 때는 숨이 막히고 흉부에 심한 압박감을 느껴 응급실에 실려 가는 비상 상황도 벌어진다. 그런데도 병원에서는 뚜렷한 치료책을 내놓지 못하는 경우가 많다.

만성폐쇄성폐질환은 폐의 비정상적 염증 반응으로 기관지와 폐포가 손상을 입어 발생한다. 염증 반응이 중단되지 않으면 기관지 벽이 두꺼워져 점액 분비가 증가한다. 이와 함께 폐포가 얇아지고 축 처져 숨 쉴 때마다 공기가 충분히 빠져나가지 못한다. 전반적으로 폐의 탄력이 떨어지고 기도가 구조적으로 변화해 영구적인 폐 기능 저하를 유발하게 된다. 현대의학은 어떤 약물 치료로도 이 질환을 호전시킬 수 없다고 결론 내렸다.

고질적인 폐질환에 걸리면 환자들의 삶의 질은 크게 떨어진다. 평생 스테로이드제나 기관지확장제를 사용하는가 하면, 호흡재활치료와 산소치료 등으로 치료비는 치료비대로 들이며 갖은 불편과 고통을 다 감수해야 한다.

그러나 태초건강법을 터득하면 이처럼 난감한 상황이 의외로 쉽게 해소될 수 있다. 마음의 작용만으로도 폐 속 깊은 곳의 가래를 원활히 뽑아낼 수 있으며 폐포와 기관지 등의 병든 세포를 점차 건강한 세포로 교체할 수도 있다. 이렇게 하면 폐 관련 여러 가지 질환들이 전반적으로 개선된다.

마음의 작업은 전신을 대상으로 하다가 그 여세를 몰아 폐 속으로 깊숙이 들어가는 방법으로 실천하는 것이 좋다. 특히 폐질환과 관련하여 통증이나 불편감이 붙어 있는 부위를 집중적으로 위무해야 한다. 예를 들어 견갑골이나 어깨, 목 등에 통증이 붙어 있을 경우 치유 에너지를 그곳으로 몰고 가 통증을 녹이고 밀어내는 작업을 반복한다. 그러면 통증이 서서히 줄어들면서 폐 깊은 곳의 가래가 토해져 나오기도 한다. 이렇게 통증과 썩은 염증 빼내는 작업을 일정 기간 반복하면 폐의 면역 환경이 좋아져 폐질환이 약화하거나 물러가게 된다.

● 간장질환

간장질환을 대표하는 질병으로는 간경변증과 담석증, 담낭용종 등을 들 수 있다.

간경변증은 간세포가 장기간에 걸쳐 지속적으로 손상을 입고, 이로 인해 간이 굳어지고 크고 작은 결절들이 생겨난 상태다. 만성 바이러스성 간염과 알코올성 간염, 비알코올성 지방간, 일부 유전질환 및 자가 면역성 간질환 등이 간세포 손상을 일으킨다.

간경변증이 발생하면 간이 고유 기능을 제대로 수행하지 못한다. 즉, 우리 몸에 들어온 각종 독소를 잘 제거하지 못하며, 혈액 재활용에 어려움이 따른다. 또 먹은 음식의 영양분을 정상적으로 처리하지 못한다. 이로 인해 몸에 나타나는 증상들은 다양하다.

초기에는 메스꺼움과 구토 등으로 음식을 삼키기 어려우며, 전신에 피로가 몰려오거나 거미 모양의 붉은 반점이 나타나기도 한다. 여기서 더 진행되면 부종이 생겨 발이나 다리를 손가락으로 누를 때 움푹 들어가며, 눈동자와 피부가 노랗게 변하는 황달 증세를 보이기도 한다. 또 손바닥이 검붉은 색조를 띠거나 복수가 차며 통증이 느껴지기도 한다.

현대의학은 일단 간경변증이 발생하면 간의 기능이나 구조를 정상 상태로 돌려놓을 수 없다고 판단한다. 태초건강법은 바이러스를 원천적으로 퇴치할 수는 없지만 바이러스의 기세를 약화하고 신체 면역기능을 높여 증상을 완화하는 데 상당히 기여할 수 있다.

환자가 가장 먼저 해야 할 일은 충분한 신체 이완을 통해 간을 스트레스 감옥으로부터 탈출시키는 것이다. 이것만 잘해도 간을 비롯한 각종 장기의 면역력이 향상돼 간경변증 완화에 도움이 될 수 있다.

그런 다음 식욕부진, 메스꺼움, 구토, 피로감, 복부의 통증, 부종으로 인한 하지의 불편감 등을 목표로 마음약을 부여하고 이를 통해 치유 에너지를 불러일으킨다. 치유 에너지가 밀밀하게 올라오면 그 힘으로 간 주위와 신체 이곳저곳에 형성된 비정상적 느낌들을 다스린다. 진드근히 밀어내거나, 녹이거나, 조이거나, 뚫어 버리는 작업을 한다. 이렇게 하면 비정상적 느낌들이 차츰 빠져나가며 간의 면역환경이 개선되고 질병이 약화한다.

물론 고질화한 간경변증은 한두 번의 이 건강법 실천으로 약화하기 어렵다. 이 경우 치유 작업을 일정 기간 끈질기게 해 주어야 한다. 이렇게 하면 활동성이던 바이러스가 힘을 잃고 비활동성으로 바뀌는가 하면, 비활동성인 바이러스는 기세가 더욱 약해져 간의 건강이 증진된다. 또 여러 가지 증세가 빠져나가며 간의 죽은 세포가 점점 새로운 세포로 대체돼 간이 기능을 어지간히 회복하게 된다.

담석증과 담낭용종은 쓸개에 생긴다. 담석증은 쓸개 안에 형성돼 있던 담석이 담즙 분비 경로를 따라 이동해 염증이나 폐쇄를 일으키는 증상이다. 유전적으로 물려받았거나 노화로 신체 기능이 퇴화한 경우, 기름진 음식, 비만, 간경변증, 췌장염 등이 원인이다.

담석증이 있더라도 통증이 뒤따르지 않는다면 그다지 염려할 필요가 없다. 담석이 담즙 이동경로를 막으면 쓸개 안에 담즙이 적체돼 압력이 높아지고 이로 인해 통증이 뒤따르기도 한다. 쓸개 통증은 종종 몇 시간씩 강도 높게 진행돼 환자를 고통 속에 몰아넣으며, 메스꺼움이나 구역질을 동반하기도 한다. 또 오른쪽 어깨뼈 아래나 어깨 쪽으로 번져 당황하게 한다. 따라서 작은 돌조각이라 하여 결코 가볍게 여겨서는 안 된다.

담낭용종은 담석 등과 달리 통증이 뒤따르는 경우가 거의 없다. 다만 지름 10㎜ 이상으로 자라 악성으로 변했을 경우 드물게 복통이 나타나는 경우는 있다. 이때 병원에서는 수술로 쓸개 전체를 잘라 낸다. 담석증도 쓸개 전체를 잘라 내는 수술로 치료하기도 한다. 이렇게 되면 '쓸개 빠진 인간'이 된다.

담석증과 담낭용종도 이 건강법으로 약화하거나 아예 없앨 수 있다. 방법은 간경변증 치료법처럼 비정상적 느낌을 찾아내 마음약을 부여하고 치유 에너지를 길어 올려 작업하는 것이다. 이 작업을 일정 기간 지속하면 쓸개의 운동성이 증대돼 담석이 자연스럽게 배출되기도 하고, 용종의 크기가 서서히 줄어 증세가 호전될 수 있다. 이렇게 하면 '쓸개 빠진 인간'으로 전락하는 수모를 모면할 수 있다.

• 위장질환

위장질환은 원인이 다양하지만 대표적 원인은 스트레스다. 무엇보다 스트레스를 지속적으로 받으면 위장은 이를 당해 내지 못해 갖가지 질환에 시달리게 된다. 역류성식도염, 만성위염, 장상피화생, 위궤양 등이 대표적인 위장질환이다. 특히 삶의 과정에서 해결되지 않는 문제가 늘 긴장감이나 고뇌를 만들 때 이러한 부정적 감정이 쌓여 위장질환을 초래한다.

역류성식도염은 먹은 음식물이 식도로 역류하는 질환이다. 목에서 쓴 물 올라오는 것이 가장 흔한 증상인데, 이는 음식물이 위산과 함께 역류하기 때문이다. 음식물이 올라오지 못하도록 조임쇠 역할을 하는 하부식도괄약근이 제 역할을 못해 이런 일이 발생한다. 또 가슴 부위로 쓰리거나 타는 듯한 감각이 올라오기도 하는데, 이는 목과 귀에까지 영향을 미쳐 괴로움을 느끼게 된다. 목에 무언가 걸린 것 같은데 음식물을 삼켜도 잘 내려가지 않아 신경 쓰이기도 한다. 거슬러 올라온 위산이 목 림프선을 자극해 따갑고 붓는 느낌을 주기도 한다.

이 질환은 자극적인 식사나 과식 등도 문제지만 근본적으로는 만성 스트레스가 하부식도괄약근의 탄력을 약화시키는 것이 원인으로 추측된다. 따라서 이 괄약근의 조임쇠 기능을 정상화하는 것이 중요하다. 그러나 일단 이 증세가 촉발되면 스트레스가 제거되지 않는 한 조임쇠 기능을 정상화하기란 거의 불가능하다. 따라서 환자는 만성적인 음식물 역류 현상으로 오랫동안 고생하게 된다.

만성위염은 만성적으로 따라다닌 염증이 지속적으로 위 점막을 자극해 점막이 얇아지고, 이로 인해 위가 제 기능을 못하는 질환이다. 환자는 흔히 명치 부위에서 통증을 느끼며 구역질, 트림, 상복부 팽만감 등으로 고생하기도 한다. 소화가 잘 안 돼 음식을 제대로 먹지 못하며 이로 인해 체중이 감소하기도 한다. 연일 스트레스에 찌들어 사는 직장인들이 누구보다 이 질환에 노출되기 쉽다.

장상피화생은 만성위염 증세가 좀 더 진전된 경우다. 위염 증세가 지속돼 위장 기능이 더 떨어지고 혈액순환 장애로 염증 반응이 더욱 높아질 때 발생한다. 이 경우 위 점막이 장 점막 형태로 바뀌어 이런 이름이 붙었다. 이 상황에서는 위 점막이 황량한 사막처럼 변해 자칫 위암의 빌미를 제공할 수도 있다.

위궤양은 음식물 소화기능을 해야 할 위산이 엉뚱하게도 음식물 대신 위 점막을 소화(손상)시켜 발생한다. 만성위염이 악화하면 위궤양이 된다. 위산 분비를 증가시키는 대표적 원인은 불안, 초조, 긴장, 갈등 등 정신적 스트레스다. 이런 스트레스가 반복되면 위벽은 염증 반응을 지나 마치 파헤쳐진 땅바닥처럼 패이고 거칠어진다.

이들 위장질환을 다스리는 지름길은 만성 스트레스와 작별하는 것이다. 하지만 만성 스트레스는 그야말로 만성적으로 고착화한 것이어서 몰아내기가 여간 어렵지 않다. 더욱이 그 스트레스가 해결할 길 없는 고민에 기인한 것이라면 더더욱 차단하기 어렵다.

그렇지만 자신의 육체를 회생시키기 위해서는 달리 방법이 없다. 위장을 스트레스의 감옥으로부터 탈출시키지 못한다면 병원 약을 아무리 오랫동안 복용해도 소용없다.

스트레스로부터 벗어나는 길은 틈틈이 이완에 집중하는 것이다. 고질적인 스트레스가 연일 따라다니더라도 순간순간 심신을 와락 놓는

연습을 할 필요가 있다. 단 몇 분 동안만이라도 진실로 자신을 깊이 놓아 버리면 인체를 지배하고 있던 나쁜 에너지의 기세가 툭 끊어진다. 이런 상황에서 치유 에너지를 불러일으켜 그 에너지의 힘으로 위장을 위무하면 된다. 자율적으로 일어나는 진동이나, 뜨듯한 느낌이나, 묵직한 기운이 위장 안팎에 걸리도록 하면 된다.

이와 함께 그러한 치유 에너지가 척추를 비롯하여 전신을 오르내리며 작업하게 하면 된다. 이런 작업을 시간 날 때마다 틈틈이 해 주면 어느 날 위장 기능이 정상으로 돌아온 것을 깨닫게 된다.

● 대장질환

현대인을 괴롭히는 대표적 대장질환으로 과민성대장증후군과 대장용종, 허혈성장염 등을 들 수 있다. 이들도 위장 질환처럼 만성 스트레스가 주요 원인으로 지목된다.

과민성대장증후군은 병명 그대로 대장이 과민한 반응을 일으켜 나타나는 질환이다. 이 병에 걸리면 묽은 변을 보거나, 반대로 변비를 호소한다. 묽은 변은 설사가 아닌데도 하루 여러 차례 조금씩 나와 환자를 고민에 빠트린다. 점액질 형태로 나오기도 한다. 변을 본 뒤 잔변감이 남는가 하면, 가스가 차 올라와 복부 팽만감, 트림, 방귀 등이 따라다니기도 한다.

이 증후군은 몇 년씩 계속됐어도 대장내시경 검사를 하면 외과적으로 아무 이상이 발견되지 않는다. 그러나 오래돼 중증으로 치달으면 환자를 매우 지치게 만든다. 대장 생태계가 무너져 얼굴이 창백하고, 온몸에서 힘이 빠져 허리가 구부정해 보이기도 한다. 이처럼 난처한 상황인데도 주위 사람들은 잘 이해하지 못한다.

사람의 위나 대장은 신경 및 신경전달물질의 작용으로 뇌와 긴밀히 연결돼 있다. 우리가 일상적으로 겪는 정신적 스트레스는 뇌에 전달되고, 이것이 다시 장에 부정적 영향을 미친다. 결국은 부정적인 내 마음이 대장에 계속 전달돼 독으로 작용하는 것이다. 세균으로 인한 장염증 등도 이 질환의 원인이지만, 대부분의 경우 이처럼 만성화된 스트레스가 이 증후군을 부른다.

대장용종도 만성 스트레스와 뗄 수 없는 관계다. 물론 기름기 많은 육류를 오랫동안 즐기며 운동을 게을리하거나, 장에서 만성염증이 사라지지 않을 경우도 이 질환이 나타날 수 있다. 그러나 현대인들은 반복되는 스트레스로 뇌와 장의 신경계가 흐트러지고 이로 인해 장의 면역력이 악화하면서 용종이 자라기 좋은 생태 환경이 만들어진다.

대장용종은 병원에서 내시경검사를 통해 떼어 내도 추후 다시 발견되는 경우가 비일비재하다. 원인을 제거하지 않는 한 이처럼 악순환이 필연적으로 반복된다.

허혈성장염은 장이 무기력해지는 질환이다. 즉, 장이 적당한 시간 동안 음식을 지니고 있으면서 영양분을 흡수해 전신으로 보내야 하는데, 이 작업이 잘 안 되는 것이다. 그래서 음식은 묽은 변 형태로 삽시간에 배설되고 몸에서 힘이 빠진다. 반대로 변비 증세로 토끼똥 같은 변을 보는 경우도 있다.

이렇듯 무기력한 상황이 지속되다 보면 어느 날은 아예 하복부에서 힘이 빠져 장이 와르르 무너진 것 같은 느낌이 닥치기도 한다. 이렇게 되면 설사나 변비 같은 증세를 넘어 혈변이 동반되기도 한다. 혈변을 몇 차례 보고 나면 사색이 된다. 하지만 이런 증상이 있어도 대장 내시경검사에서는 아무런 이상이 발견되지 않는다. 이 역시 만성 스트레스로 인한 신경계 교란이 원인이기 때문이다.

이들 대장질환을 해결하는 지름길은 교감신경 기능을 억제하고 부교감신경 기능을 항진하는 것이다. 대장이 철갑으로 만들어지지 않은 한 오랫동안 쌓인 긴장감과 스트레스를 당해 낼 재간이 없다. 틈틈이 신체 이완을 도모해 만성 스트레스로 인한 유독성 에너지의 기세를 꺾어 버려야 한다. 그러고는 치유 에너지를 한껏 길어 올려 그 힘으로 대장 안팎을 위무해 주어야 한다. 이런 작업을 시간 날 때마다 반복적으로 해 주면 대장의 면역 환경이 개선돼 여러 가지 대장질환들로부터 해방될 수 있다.

• 삭신이 쑤실 때

노인들은 일상생활 중에 '삭신이 쑤신다'는 말을 종종 한다. 몸 여기저기 근육과 뼈마디가 아프다는 뜻이다. 특히 아침에 잠에서 깨어났을 때 뒷목이 뻣뻣하며 무겁고 온몸의 뼈마디와 근육에서 통증을 느끼는 노인들이 적지 않다. 그들은 통증을 참다못해 손바닥으로 여기저기를 두드리기도 하고, 가족에게 몸을 압박해 달라고 부탁하기도 한다. 인생 황혼기에 들어선 이들의 전형적인 모습이다.

노인들뿐만이 아니다. 중년 여성들에게서도 이와 같은 모습을 종종 볼 수 있다. 몸 구석구석이 쑤시고 결려 신경이 예민해진 이들을 주위에서 가끔 만날 수 있다. 의학적으로 설명하자면 중추신경계의 세로토닌, 성장호르몬, 부신피질호르몬 등의 분비에 이상이 초래되거나 뇌척수액에 통증유발물질이 증가한 경우 이 같은 증상이 나타날 수 있다.

이럴 때는 지체 없이 전신 이완 훈련에 들어가면 증상을 상당히 호전시킬 수 있다. 잠자리에 스트레칭 자세로 누워 온몸의 힘을 빼 버리는 것이다. 그렇게 힘을 빼고 또 빼어 몸을 축 늘어뜨리고 몽롱한 느낌이 전신을 휘감게 만든다. 이런 상태가 되면 호르몬의 생성과 수용이 일정 부분 정상화해 통증이 서서히 감소하게 된다.

통증을 보다 확실히 몰아내는 방법은 전신 이완 상태에서 적절한 마음약을 부여하는 것이다. 통증이 가장 많이 몰려 있는 부위를 시발점으로 하여 그곳에 뜨뜻한 느낌이나 묵직한 느낌을 부여한다. 그 느낌을 키우고 또 키워 제법 묵직한 느낌이 통증 부위를 감싸게 만든다.

이렇게 해서 빵빵하게 부풀어진 느낌을 동시다발적으로 전신의 통증 부위로 보낸다. 그러고는 그들 부위에서도 묵직한 느낌이 자라 오르도록 유도한다. 일정 시간이 흐르면 온몸 여기저기 통증 부위에 마치 실한 열매라도 열린 듯 묵직한 느낌들이 걸리게 된다. 그렇게 묵직해진 느낌의 힘으로 통증을 밀어낸다. 절실한 마음으로 집중하여 밀어내고 또 밀어내면 통증의 무리들은 힘을 잃고 빠져나가게 된다.

이때 전신을 스트레칭하여 꺾어 주면 관절 여기저기서 뿌드득뿌드득하는 소리와 함께 통증의 잔존물들까지 말끔히 빠져나가게 된다. 그 후 자리를 털고 일어나면 몸은 언제 쑤셨냐는 듯 개운한 상태가 된다. 이후에 다시 삭신이 쑤시면 같은 방법으로 통증을 몰아내면 된다.

• 기억력이 깜박거릴 때

나이 들어 기억력이 깜박거리는 이들을 주위에서 종종 보게 된다. 출근길에 교통카드나 지갑, 휴대전화 등을 두고 나온 것을 깨닫고 곤란을 겪는다. 같은 회사에서 여러 해 함께 근무한 직원의 이름이 갑자기 기억나지 않기도 한다. 심지어 아내나 남편의 이름이 떠오르지 않아 당황할 때도 있다. 한겨울에 아파트 현관문의 비밀번호가 기억나지 않아 추위에 오들오들 떨며 고생하기도 한다.

이 같은 기억력 약화 사고는 노인에게만 국한하는 것이 아니다. 이미 30~40대에 기억력이 망가지는 이들도 있다. 평소 무언가 잊어버리기 잘하던 30대 여성이 아기를 택시에 놓고 내린 황당한 사건도 뉴스를 통해 전해진 일이 있다.

그래도 여기까지는 건강 적신호의 전 단계라 할 수 있다. 그래서 병명도 '경도인지장애'다. 낮은 단계의 인지기능 장애란 뜻이다. 여기서 한 걸음 더 나아가면 치매다. 치매에 이르면 사람을 알아보지 못하거나 대소변을 가리지 못하는 등 인간으로서의 품위가 크게 손상된다.

이처럼 기억력이 망가지는 것은 노화 등으로 신체 기능이 점차 약화하는 것이 근본 원인이다. 나이 들면서 체력과 운동 능력이 저하되고, 감각기관의 기능이 약화하며, 수면 시간이 줄어드는 등의 변화가 나타난다. 이 과정에서 뇌는 뇌세포 감소로 기억력을 관장하는 해마 등의 용적이 줄어들고, 반대로 뇌 내부 공간인 뇌실의 용적이 확대되며, 세월의 흔적인 노인반과 신경섬유뭉치가 생겨난다. 이와 함께 세로토닌, 도파민, 아드레날린, 아세틸콜린 등 신경전달물질과 호르몬의 활동이 감소한다. 뇌가 전반적으로 활력을 잃고 서서히 퇴행하는 것이다.

뇌의 퇴행으로 인한 기억력 감소를 방어하기 위해 사람들은 다양한 방도를 강구한다. 뇌에 좋다는 견과류와 검정깨 등을 열심히 먹고 외국어 공부를 하는 등 안간힘을 다 쓴다. 하지만 그런 방법으로도 기억력을 되찾는 데는 한계가 있다. 종내에는 치매로 접어들어 요양병원 신세를 지게 된다. 점점 가족과 멀어져 쓸쓸한 말년을 보내게 된다.

기억력 회복을 위해서는 뇌에 젊음을 돌려주는 물질을 증가시키고, 반대로 노폐물을 원활히 배출하는 노력을 지속해야 한다. 이를 위해서 뇌에 좋은 음식을 섭취하는 것 외에 마음치유를 생활화해야 한다.

태초건강법 적용을 일상화하면 도파민, 세로토닌 등 젊음을 부르는 신경전달물질과 호르몬의 분비 및 세포 수용이 원활해져 뇌의 치유가 촉진된다. 또 혈액 흐름이 좋아져 산소와 영양소가 원활히 공급되고 이를 통해 뇌세포의 재생이 활발해진다. 반면 뇌의 면역 환경을 악화시키던 염증성 물질들은 원활히 배출된다.

전신을 이완한 다음 백회를 통해 우주의 좋은 기운을 불러들인다. 온 누리에 가득한 치유의 에너지를 뇌 안으로 불러들이는 상상을 골똘히 하다 보면, 어느 날 상상이 그대로 현실이 되는 수가 있다. 뇌 안에 어떤 상쾌한 기운이 밀려드는 것이다. 그 기운을 정성껏 키우고 또 키우다 보면 종내에는 묵직한 느낌으로 뇌 안에 자리 잡게 된다. 그렇게 커진 기운의 힘으로 뇌를 휘저어 본다. 그러면 뇌 근육이 꼬무락거리는 것을 느낄 수 있다.

현대의학은 뇌 근육을 불수의근(不隨意筋)으로 본다. 이는 '사람이 마음대로 움직일 수 없는 근육'이란 뜻이다. 뇌 근육에 대한 이러한 견해는 생체의학을 기반으로 한 현대의학의 잘못된 판단이다. 뇌는 마음의 작용으로 얼마든지 움직일 수 있다. 뇌 안에 묵직하게 들어선 기운을 활용하면 뇌 근육을 밀가루반죽처럼 주무르는 일도 가능하다.

이런 방법으로 뇌 근육을 한바탕 주무르고 나면 뇌 안에서 매우 긍정적인 변화가 일어난다. 먹장구름 낀 것처럼 무겁던 머릿속이 청명한 하늘처럼 맑아지고, 시야가 확 트이며, 어떤 환희심이 솟아난다. 이는 혈액이 활발히 돌아 노폐물이 빠져나가고, 신경전달물질과 호르몬이 선순환하기 시작했다는 신호다. 이 과정에서 뇌신경이 억눌림으로부터 해방되고 죽은 뇌세포가 새로운 세포로 대체되게 된다. 이를 지속하면 뇌의 퇴행이 멈추고 기억력이 되살아나게 된다. 여러 날, 혹은 여러 달 이런 작업을 되풀이하다 보면 기억력이 온전히 회복돼 스스로 상당히 놀라게 된다.

• 귀에서 소리가 날 때

귀에서 이상한 소리가 난다고 하소연하는 사람들이 있다. 이명(耳鳴) 환자다. 소리는 풀벌레 울음 같은 가벼운 것에서부터 매미 울음이나 강풍 같은 강한 소리에 이르기까지 다양하다. 심지어는 밤 파도 소리나 뇌성처럼 덮치기도 한다. 이쯤 되면 일상생활을 평온히 지속하기가 쉽지 않다.

서양의학은 아직까지 이명의 원인과 발병 기전을 명확히 밝히지 못하고 있다. 다만 각종 귓속 염증, 달팽이관의 혈관 이상, 턱관절 이상, 귓속 근육의 과도한 긴장, 자율신경계의 부조화, 목디스크로 인한 청각신경 압박 등 몇 가지를 원인으로 추측한다. 이처럼 원인이 명쾌하지 못하다 보니 아직 뚜렷한 치료약도 나오지 못하고 있다. 이명에 동반된 증상이나 이명의 악순환을 완화하기 위해 신경안정제, 항우울제, 진정제 등을 처방하는 정도다.

사정이 이렇다 보니 병원을 수년간 내원해도 증상이 해결되지 않아 고통받는 이들이 적지 않다. 밤중에는 이명을 잊기 위해 음악을 적당히 틀어 놓고 잠을 청해야 하는 불편한 상황이 반복된다. 환자는 지칠 대로 지쳐 삶의 질이 크게 훼손된다.

한방에서는 노화나 스트레스로 인한 콩팥 기능 저하, 소화된 영양분을 온몸에 전달하는 비위 기능의 약화, 스트레스와 음주 등으로 인한 간 기능 약화, 어혈과 담에 의한 기혈 순환 정체 등을 원인으로 꼽는다. 이 같은 원인을 해소하기 위해 침을 놓고 한약을 처방하지만 역시 치료에 한계를 보이곤 한다. 이는 그만큼 복잡한 질병이란 방증이다.

태초건강법에서는 이명을 생명의 에너지가 약화하고 기혈이 선순환하지 못해 생기는 신체의 부조화 증상으로 본다. 또 몸에 생겨난 각종 질병으로 인한 부작용의 하나로 보기도 한다. 따라서 이 질병은 귓속이나 머리 부위를 간단히 째고 꿰매서 치료하거나 어떤 약을 복용해 쉽게 해결하려는 마음을 접고 신체를 전인적, 총체적으로 정상화하려는 노력을 통해 해결해야 한다. 다른 질환이 원인일 경우 그 질환을 우선적으로 해결하려는 노력을 기울여야 한다.

이명은 신경망 차단술이나 장침 시술로도 고치는 데 한계가 있다. 내 몸에 쌓인 혼돈과 부조화를 밀어내고 그 자리에 조화와 질서를 부여할 때 언제 그랬냐는 듯 스르륵 빠져나간다.

이를 위해 평소 온몸을 이완하는 노력을 부단히 기울여야 한다. 이완하고 또 이완해 신체의 막히거나 뭉치거나 꼬인 부분을 풀고 기혈을 선순환시킨다. 그러면 무겁고 꽉 막힌 것 같던 몸이 언제 그랬냐는 듯 새털처럼 가벼워지며 시원스럽게 뚫린다. 자연히 귀에서 들리던 이상한 소리도 더 이상은 들리지 않게 된다.

노화나 스트레스 등으로 콩팥 기능이 약화했을 때는 좌우 콩팥 부위와 요추, 사타구니, 허벅지 등에 치유 에너지 적용을 집중한다. 그러면 정력이 올라오고 몸 전체에 생명의 기운이 넘쳐나면서 이명이 약화할 수 있다.

만성스트레스나 음주, 흡연 등으로 간 기능이 약해졌을 경우 간 부위에 치유 에너지를 집중해 그곳의 탁기를 빼 주면 이명이 완화될 수 있다. 비위 기능이 약한 경우 비장과 위장에 치유 에너지를 집중해 그 기능을 증진하는 일이 시급하다. 이를 통해 소화 흡수 기능이 정상화하면 이명이 함께 잦아들 수 있다.

뇌나 귓속, 턱관절 등의 이상이 원인으로 의심될 경우 해당 부위에 태초건강법을 무게감 있게 적용하면 좋다. 치유 에너지가 묵직하게 달라붙어 병증을 밀어내면 청각 기능 이상이 바로잡힐 수 있다. 어깨 질환이나 목디스크가 원인으로 판단될 때는 이명 치료가 쉽지 않다. 이들 원인 질환을 해결하기가 쉽지 않기 때문이다. 하지만 몇 개월 지성으로 노력하면 이들 질환도 해소할 수 있으므로 이명 치료가 아주 불가능한 것만은 아니다.

아무튼 몸에 쌓인 혼돈과 부조화를 밀어내야 이명이 물러간다는 사실을 명심해야 한다. 태초건강법을 전격적으로 운용하는 것이 이명을 치료하는 지름길이다.

• 암

태초건강법에서는 암을 '인체의 에너지 반란'으로 본다.

모든 질병은 에너지 난조(亂調) 현상이다. 조화로운 흐름을 보이던 인체 에너지가 어느 순간 부조화나 무질서 현상을 만나면 이에 점령당해 난조를 보인다. 그리고 여기서 더 나아가면 반란을 일으킨다. 한마디로 육체를 '맛이 가게' 만드는 것이다.

반란을 일으킨 인체 에너지는 '삐딱한 길'을 가게 되고, 강성해 보인다. 그리고 이에 포획된 세포는 사선(死線)을 넘는다. 사선을 넘은 세포가 분열을 거듭하며 군집해 신생물 등의 형태를 띠게 된다. 이것이 점점 더 자라고 여기저기 악영향을 미쳐 소우주인 육체를 무너뜨린다.

사람들은 이 같은 암의 습격 앞에 공포감을 갖는다. 그러나 암이란 에너지 반란도 핵심을 잘 짚어 대처하면 그 기세를 적절히 꺾을 수 있다.

본래 반란군은 지휘통솔 체계가 일사불란하지 않고 훈련도 제대로 되지 않아 정규군에 비해 강성하지 못하다. 그러므로 반란 주도자를 잡는 등 허를 찌르면 쉽게 와해된다.

암도 이와 유사하게 대처하면 된다. 삐딱하게 독 오른 잘못된 에너지의 기세를 툭 꺾어 버리는 것이다. 그러면 허리와 무릎이 꺾여 바닥에 털썩 주저앉은 사람처럼 힘을 쓰지 못한다. 그 상태에서 치유 에너지를 길어 올려 다스리면 무난하게 치유할 수 있다.

어떻게 보면 암은 결코 강성한 것이 아니다. 겁먹은 환자에게 그렇게 느껴질 뿐이다. 반란군은 기세등등함을 나타내기 위해 요란한 휘장을 앞세우고 함성을 질러 댄다. 하지만 반란은 그 자체가 불완전한 상황에서 생겨난 일시적인 현상일 뿐이다. 따라서 태초부터 부여받은 조화로운 육체란 정부군 앞에 오합지졸의 세력일 뿐이다.

그런데 정부군 쪽에서는 오히려 반란군의 기세에 더 겁을 집어먹고 있다. 역사적으로 쿠데타가 성공해 권력이 바뀐 예가 적지 않음을 알기 때문이다. 이것이 바로 선행학습 효과다. 이 상태에서 반란군의 기세가 더 올라가면 쿠데타는 성공하게 된다.

암도 이와 경우가 비슷하다. 암에 걸려 고생하다가 비참하게 생을 마감한 사람들의 선례가 환자의 기를 잔뜩 꺾어 놓는다. 환자는 암 선고를 받는 순간부터 어떤 큰 바윗덩이가 자신을 짓누르기 시작한 것으로 생각한다. 이로 인해 정작 질병 자체보다 부정적 생각의 무게에 짓눌려 신음한다. 그러다가 시드는 화초처럼 건강이 기울고, 저승 가는 길을 재촉하게 된다. 이렇게 되면 암 진단 내린 의사가 저승사자가 되는 격이다.

그러나 암을 그렇게 무서워하기만 할 필요가 없음을 기억하자. 이에 관한 과학적 근거가 있다. 서구의 세포생물학에서는 많은 임상 실험을 통해 '암세포야말로 나약한 세포'라고 결론 내렸다. 이는 우리가 갖고 있는 상식을 뒤엎는다. '암은 결코 질기고 강력한 녀석이 아니며, 사실상 약하고 불안정하다'는 관점을 제시하는 것이다. 놀랍지 않은가?

미국의 방사선 종양학자이자 암 심리치료 전문가인 칼 사이먼튼(Carl Simonton)도 이와 비슷한 견해를 제시한다. 그는 자신의 저서 『건강 되찾기(Getting Well Again)』에 이렇게 적고 있다. '암은 부정확한 유전정보를 지닌 세포에서 출현한다. 따라서 의도된 기능을 수행할 수가 없다.' 암이야말로 얼치기이며, 이상한 세포 덩어리란 얘기다.

물론 부정확한 유전정보를 지닌 불안정한 세포 덩어리가 계속 성장해 환자를 곤경에 빠트리는 게 문제이기는 하다. 하지만 암세포는 원래 나약하고 불안정하기 때문에 강한 마음의 작용으로 대응하면 충분히 약화시킬 수 있다는 것이 그의 주장이다.

실제로 그는 심리요법의 일종인 각종 심상법(心象法)을 토대로 많은 암 환자들의 건강을 정상으로 되돌려 놓았다. 그가 운영하는 사이먼 튼암연구소는 오늘도 병원에서 치료를 포기한 환자들이 미국 전역에서 찾아온다. 그들을 대상으로 물리적 조치 없이 심리적 방법만으로 치유를 유도하는 것이 그의 임무다.

심상법은 환자가 일정한 치유 이미지를 만들어 몸에 적용함으로써 치유를 도모하는 방법이다. 이 과정에서 환자는 마음의 작용을 육체적으로 각별하게 느끼지는 못한다. 그런데도 간혹 암 환자들이 꺼져가던 생명의 불씨를 되살리는 데 성공한 사례가 있다.

이에 비해 태초건강법은 환자가 마음의 작용을 육체에서 전격적으로 느낄 수 있다는 점이 차이 난다. 이 정도로 몸에 미치는 영향이 직접적이고 강력하니까 치유 효과도 그만큼 출중할 수밖에 없다.

필자를 찾아와 상담한 암 환자들 가운데도 심리적 작업만으로 극적인 치료 효과를 나타낸 이들이 있다. 현대의학이 치료를 포기한 환자들이 이처럼 마음 치유만으로 건강을 되찾는 것을 볼 때, 세포생물학의 암에 관한 시각에 전적으로 동의하게 된다. 악성 종양은 정녕 '마음 수술'을 통해 해결하는 것이 외과 수술 등 물리적 치료보다 효과적일 수 있다. 비용과 후유증이 따르지 않고 문제를 원천적으로 해소할 수 있으니 이래저래 좋은 일이다.

태초건강법이 바라보는 암의 원인은 크게 다음 몇 가지다.

첫째, 스트레스다. 스트레스가 연일 반복적으로 다가오면 몸은 이를 당해 내지 못하고 면역력이 약화한다. 이 틈을 타 암이 육체를 습격한다.

둘째, 각종 공해 요소다. 공해가 심각해지면서 각종 화학물질들이 음식이나 공기를 통해 몸 안에 들어와 쌓인다. 불빛 공해도 심각하다. 이들의 쌓이는 횟수와 양이 도를 넘으면 육체는 조화를 상실하고 돌아오기 어려운 국면을 넘어가게 된다.

셋째, 영양 과잉이다. 오늘날 현대인의 지나친 식사량은 영양 과잉을 초래해 갖가지 비전염성질환의 원인이 되고 있다. 암도 그중 하나다. 넘쳐서 생기는 병이다.

넷째, 유전자 이상이다. 암 발생 유전자를 갖고 태어난 사람은 일정 시기가 되면 그 유전자가 활동을 시작하고 결국 암의 포로가 된다.

이외에도 암의 원인에 대한 해석은 매우 다양할 수 있지만 대체로 위의 네 가지 범주에서 크게 벗어나지 않는다고 본다. 이들 가운데 이 건강법이 특히 주목하는 원인은 스트레스다.

스트레스를 받으면 우리 몸은 그 위험으로부터 벗어나기 위해 노력한다. 이 과정에서 심장이 뛰거나 호흡이 가빠지고, 반대로 소화기관의 작용은 약화한다. 이를 통해 육체는 스트레스를 몰아내고 안정을 되찾게 된다. 그러나 이렇게 안정을 되찾기 전에 다시 연속해서 스트레스가 더해지면 몸은 이를 당하지 못해 점차 면역력을 상실한다.

특히 연일 심리적 스트레스를 받으면 우울증이나 절망감이 생겨나고, 이것이 시상하부나 뇌하수체 등 뇌 심층부의 활동에 부정적 영향을 미친다. 이것이 항암 메커니즘을 포함한 면역체계를 억압하고 내분비계에 혼란을 초래해 호르몬 불균형을 야기한다. 이로 인해 비정상 세포가 늘어나고 정상적 방어능력이 약해져 암의 기세가 확대된다.

외향적이며 화를 잘 내는 사람이 있는 반면, 내성적이고 화를 잘 참는 사람도 있다. 일반적으로 후자의 유형이 암에 잘 걸린다. 갈등이 있더라도 이를 잘 견뎌 내고, 항상 상대방을 먼저 배려하며, 미소를 잃지 않고, 언제나 좋은 말만 건네는 사람은 마음 저변에 스트레스 고통이 차곡차곡 쌓인다. 남들이 보기에는 스트레스가 없을 것 같이 마음 좋은 사람이지만, 내면에는 이렇게 부정적 에너지가 축적된다. 이것이 암을 키운다.

현대인들은 대부분 스트레스에 휘둘려 산다. 자신은 그렇지 않을 것 같지만 엄밀히 분석해 보면 그런 경우가 많다. 예를 들어 전혀 서두를 필요가 없는 상황인데 주위 사람들의 종종거리는 걸음걸이에 휘둘려 자기도 모르게 빨리 걷게 된다. 식사를 할 때도 함께한 사람들의 속도에 맞추느라 밥을 입안에 쓸어 넣어야 한다. 하루하루가 이처럼 긴장감과 스트레스의 연속이다. 오늘날의 도시들은 이처럼 긴장감이 거대하게 장막을 두른 공간 같다. 그런 곳에서 일상생활을 영위하는 대부분의 현대인은 자신도 모르게 무언가에 매달려 동동거리는 삶을 살수밖에 없다. 이런 현실이 마침내 육체를 무너뜨린다.

동남아나 중남미의 원시사회에 가 보라. 그곳에는 긴장감이 없다. 라오스의 메콩강 줄기에 해당하는 샛강을 따라 올라가 보라. 그곳의 어느 부락에서 수런거리며 흐르는 강물에 시선의 낚싯대를 드리우고 있노라면, 서울에서의 일상이 나를 얼마나 정신 못 차리게 내몰았는지 절실히 깨닫게 된다. 낮에 찰랑거리는 원시의 햇살과, 밤에 오두막집 처마 밑에까지 내려오는 별빛은 세상살이에 지친 내게 한량없는 위무가 된다. 그런 슬로컨추리에서 만나는 슬로푸드는 몸에 단순한 영양가 이상의 어떤 것이 된다.

쳇바퀴 도는 직장 생활이나 사업체 운영 등으로 옴짝달싹 할 수 없는 이들에게는 이런 얘기가 귀에 와 닿지 않을 것이다. 그렇다면 현실에서 이와 유사한 상황을 만들면 된다.

방법은 일상적으로 틈틈이 자기 자신을 놓아 버리는 것이다. 이완을 통해 자기 자신을 비우고 내려놓는 습관을 들이면 긴장과 스트레스의 질곡에서 벗어날 수 있다. 태초건강법은 이를 안내하는 최고의 방법론이다. 이 건강법을 제대로 운용하면 현대인들이 건강의 방어막을 치게 되어 위험에 빠질 염려가 없다. 무엇보다 암의 함정에 걸려들지 않는다.

암에 걸린 사람도 위험에서 거뜬히 빠져나올 수 있다. 무엇보다 이완을 충분히 하기만 해도 삐딱선을 타던 '반란 에너지'의 기세가 툭 꺾인다. 당사자는 이 건강법 실천 과정에서 이를 충분히 느낄 수 있다. 그 상황에서 치유 에너지를 물씬 일으켜 적용하면 된다. 그러면 그 에너지가 자연 살상 세포와 대식세포의 힘이 강성해지도록 돕고, 이들의 활동으로 암세포는 힘을 잃는다. 이를 반복하다 보면 어느 날 암이 자취를 감추고 그 잔존물만 남게 된다.

이완의 중요성은 세계적인 암 치료기관인 미국 엠디앤더슨(MD

Anderson) 연구진의 연구 결과에서도 찾아볼 수 있다. 연구진은 병원에서 치료를 포기한 환자가 기적적으로 살아난 사례들이 꽤 있는 것을 파악하고 추적 조사에 나섰다. 그 결과 소생한 환자들에게 공통점이 있는 것을 발견했다. 즉, 그들은 자신을 완전히 내려놓았고, 경우에 따라 절대자에게 모든 것을 맡긴 것이었다. 이렇게 자신을 포기했더니 역설적으로 새 생명의 사닥다리를 올라갈 수 있게 됐다는 것이다. 이처럼 이완은 우리에게 시사하는 바가 크다.

한편, 태초건강법을 충분히 연마한 사람은 암이 종양 형태로 모습을 드러낸 부분뿐 아니라 그 뿌리와 줄기, 가지 등에 해당하는 부위까지 의식으로 더듬어 찾아낼 수 있다. 눈을 감고 내면으로 깊이 들어가 전신을 스크린하다 보면 뿌리, 줄기, 가지 등에 해당하는 것들이 여기저기 어지럽게 뻗쳐 있는 것을 확인하게 된다. 이들까지 깨끗이 마음의 작용으로 해결해야 한다. 그래야만 암이 전이되지 않고 완전히 정복된다. 수술 없이 이 같은 놀라운 결과를 도출할 수 있는 것이 이 건강법의 매력이자 장점이다.

치유 에너지를 적극적으로 활용하면 유전자 이상으로 인한 암 발생을 막는 일도 그다지 어렵지 않다. 암 유전자가 활동을 시작해 육체를 괴롭히면 치유 에너지를 물씬 일으켜 그 힘으로 유전자 활동을 억제하면 된다. 예를 들어 콩팥 부위에 암이 발생할 기미가 보이면 그 부위에 치유 에너지를 융단 폭격하듯 쏟아부으면 된다. 이렇게 하면 자연살상 세포와 대식세포가 왕성한 활동을 해 암 유전자를 꼼짝 못하도록 몰아세운다. 이렇게 하면 암은 발생하지 않으며, 이상 유전자가 있더라도 없는 사람과 비슷하게 건강을 유지할 수 있다.

이 건강법은 일상의 번잡한 생활에서 잠깐씩 벗어나 내면으로 들어 감으로써 늘 자신을 성찰할 것을 주문한다. 그러는 과정에서 화학물 질과 빛 공해의 공격을 받지 않았는지 돌아보고, 과식을 하거나 과욕 을 부리지 않았는지도 반성하게 한다. 이런 모든 과정을 거쳐 암을 예 방하거나 치유할 수 있는 것이다.

• 고혈압

고혈압을 흔히 '침묵의 살인자'라 부른다. 증상을 잘 못 느끼고 지내 다가 어느 날 무서운 합병증으로 이어진 것을 깨닫고 후회하게 되기 때문이다.

현대의학은 혈압측정기로 재 보기 전에는 고혈압 여부를 알 수 없 다고 판단한다. 하지만 꼭 그렇지만은 않다. 고혈압이 있을 때는 여러 가지 미묘한 증상들이 따라다니는 경우가 있다.

즉, 뒷덜미나 어깨 등이 무겁고 뻑뻑하거나 어지럼증, 메스꺼움 등 이 감돌 수 있다. 눈이 충혈되거나 시야가 흐려질 수 있고, 머리가 먹 장구름 낀 하늘처럼 무거울 수 있다. 가끔 코피를 쏟거나, 몸을 약간만 움직여도 숨이 차고, 심장이 두근거리기도 한다. 손발이 저리거나 붓 기도 하며, 얼굴이 빨개지고 땀이 난다. 맥박이 빨리 뛸 때도 있다. 피 로감이 자주 엄습하며, 몸이 한없이 바닥으로 꺼지는 듯한 상태가 되 기도 한다.

물론 이런 증상들은 다른 질환으로 인한 것일 가능성도 있다. 그러나 고혈압 환자에게 종종 이 같은 증상들이 동반되는 것을 보면 이들을 고혈압을 의심케 하는 현상으로 판단하는 것도 무리는 아닐 것이다.

고혈압은 그 자체가 인체에 심각한 영향을 미치는 것은 아니다. 그로 인한 합병증이 문제다. 고혈압을 오랫동안 방치하면 동맥경화증이 발생한다. 이는 동맥 내의 압력이 증가해 동맥벽이 두껍고 단단해지는 증상이다. 또 순환해 배출돼야 할 지방 등 노폐물이 혈관 내에 쌓여 죽상경화증이 유발되기도 한다. 이들 증상이 인체에 더욱 위협적인 협심증, 심근경색증, 심부전, 뇌졸중 등을 촉발시킬 수도 있다.

고혈압을 내버려 두면 동맥벽의 일부가 늘어져 꽈리처럼 부푸는 동맥류가 발생하기도 한다. 이는 파열되면 급사하는 등 치명적인 위협이 되는 난치병이다. 이 밖에 고혈압은 전신의 모세혈관 기능을 약화해 치매나 각종 신장질환과 안과질환 등의 원인이 되기도 한다.

고혈압이 있다는 것은 신체의 조화와 항상성이 깨져 있음을 의미한다. 살이 너무 쪘거나, 활동을 너무 적게 하거나, 담배를 피우는 일 등이 혈압 상승의 원인으로 지목된다. 스트레스도 원인이다. 특히 만성적인 스트레스는 고혈압의 주요 원인으로 알려져 있다. 이 밖에 고령이나 유전적 취약성에 의해 혈압이 올라갈 수도 있다. 이런 요인에 의해 혈액이 탁해지고 혈관벽에 노폐물이 쌓이면 혈행이 원활치 못해 혈관이 압력을 받으며 혈압이 올라간다.

병원에서는 대부분의 고혈압 환자에게 평생 약 먹을 것을 권한다. 아주 예외적인 경우 외에는 약 복용을 중단하면 안 된다고 의사들이 신신당부한다.

그러니 환자 입장에서는 평생 약을 먹는다고 생각하면 아찔해진다. 그 번거로움과 불편을 어떻게 감당하나. 더욱이 이 약은 화학물질 아닌가. 이것을 죽을 때까지 먹으라니? 답답하기 짝이 없는 노릇이다.

하지만 의사는 점입가경이다. 하루 한 번씩 물로 삼키기만 하면 되는데, 그게 무엇이 불편하고 답답합니까? 약 안 먹고 버티다가 합병증으로 쓰러지면 어쩌려고요?

대부분의 환자는 이 대목에서 꼬리를 내리게 된다.

그러나 그럴 필요 없다. 양약을 전혀 복용하지 않고도 고혈압의 위험으로부터 벗어날 수 있는 방법이 있다. 태초건강법을 몸에 적용하는 것이다. 치유 에너지를 일으켜 그 힘으로 내 몸을 괴롭히는 비정상적인 압력과 탁기를 거둬 내면 된다.

심신을 충분히 이완하고 내면으로 들어가 몸 구석구석을 스캔하면서 조화로움과 항상성을 망치고 있는 것들을 찾아낸다. 뒷덜미의 뻣뻣한 느낌, 어깨통증, 메스꺼움, 현기증, 전신의 피로감, 맥이 빠지는 느낌 등을 모두 확인하고 이들을 척결해야 할 대상으로 목표 설정한다. 그리고는 적절한 마음약 복용으로 뜨끈뜨끈한 기운, 묵직한 진동 등의 치유 에너지를 불러일으켜 작업한다. 비정상적인 증상들이 모두 사라지고 몸이 상쾌해질 때까지 이 작업을 계속한다.

몸에 부정적 느낌들이 들어설 때마다 틈틈이 이와 같은 치유 작업을 해 준다. 그러면 고혈압 약을 먹지 않고도 혈압을 항상 적정선에서 유지할 수 있다. 물론 혈압 정상화를 위해서는 비만을 해결하고, 잘못된 생활을 고치며, 적절한 운동을 지속하는 등의 노력도 요구된다.

● 관상동맥심장질환

관상동맥은 3가닥의 굵은 혈관이 가는 혈관들을 거느린 채 심장을 왕관(王冠)처럼 덮어쓰고 있다. 그래서 그런 이름이 붙었다. 이 관상동맥이 좁아지거나 막혀서 발생하는 질환이 관상동맥심장질환이다. 이에는 협심증과 심근경색증이 있다.

만성적 스트레스나 신체 퇴화, 고혈압, 당뇨, 비만, 흡연, 운동 부족 등이 동맥경화증이나 고지혈증, 혈전증 등을 촉진하고 이로 인해 관상동맥에 협착이 발생할 수 있다. 이렇게 되면 심장근육에 혈액이 충분히 공급되지 않아 가슴에 통증이 생긴다. 이를 협심증이라 한다.

협심증은 가슴을 쥐어짜는 느낌이나 불편한 압박감 등을 동반한다. 이런 통증이 왼쪽 팔과 등, 목, 턱 등으로 번지기도 하는데, 이때 숨쉬기가 힘들어지기도 한다. 언덕길을 오르거나 심한 운동을 할 때, 혹은 감정적 스트레스에 사로잡혔을 때 이 증세가 나타나는 경우가 많다.

관상동맥은 또 협착을 지나 폐색되기도 한다. 갑자기 생겨난 혈전이나 혈관의 빠른 수축에 의해 70% 이상이 막히면 영영분과 산소 공급이 급격히 감소해 심장근육과 세포가 괴사한다. 이를 심근경색증이라 부른다.

심근경색증은 협심증보다 더한 통증을 초래한다. 가슴이 찢어지거나 터지는 듯한 느낌을 동반한다. '육체가 느낄 수 있는 최고의 통증'이라고 말하는 환자도 있다. 심근경색증은 주로 급성으로 닥쳐, 병원 응급실에 도착하기 전에 사망하는 환자도 종종 생겨난다.

병원에서는 관상동맥심장질환 환자를 치료하기 위해 각종 약을 처방하기도 하고, 협착되거나 폐색이 일어난 관상동맥을 넓히기 위해 풍선이나 스텐트를 삽입하는 수술을 하기도 한다. 그럼에도 불구하고 종종 이 질환이 반복되거나 악화해 많은 환자들이 불안에 떤다.

관상동맥심장질환은 마음의 문제에서 출발하는 경우가 많다. 오랫동안 마음이 상해 있으면 가슴, 곧 심장에 병이 생긴다. 잘못된 마음의 작용이 결국 육체의 병으로 드러나는 것이다. 이는 만성 스트레스가 고혈압과 동맥경화를 촉진하고 이것이 관상동맥 협착과 폐색의 원인이 된다는 많은 연구 결과들로도 확인된다.

따라서 정서적, 영적으로 심장을 위무하는 작업이 매우 중요하다. 사랑과 지혜와 자비를 바탕으로 육체를 억눌림에서 해방시키면 닫힌 심장이 열려 관상동맥의 협착이나 폐색 문제가 서서히 해결된다. 약이나 외과수술 없이도 통증 없고 튼튼한 심장으로 치유될 수 있는 것이다.

그러므로 마음치유를 위해 온몸을 충분히 이완하고 내면으로 깊숙이 들어가 본다. 그러고는 심장의 통증과 관상동맥 질환으로 파생된 어깨, 팔, 목 등의 통증을 모두 찾아낸다. 메스꺼움 등 비정상적 느낌들이 감돈다면 이들도 치유해야 할 대상으로 목표를 설정한다.

마음약 부여를 통해 치유 에너지를 일으켜 통증과 비정상적 느낌이 감도는 부위로 다가간다. 그러고는 치유 에너지의 힘으로 통증과 비정상적 느낌들을 에워싼다. 사랑과 평화와 감사의 마음으로 한동안 이런 상황을 유지하다가 치유 에너지의 힘으로 통증과 비정상적 느낌들을 밀어낸다.

이때 심장 부위에서 무언가 고무줄처럼 잡아당겼다 놓아 버리는 듯한 반응이 나타날 수 있다. 때로는 꾸르륵거리는 반응이 일어나기도 한다. 환자의 상황에 따라 이런저런 반응이 생겨나면서 관상동맥을 막고 있던 혈전이 녹아 없어진다. 이런 작업을 일정 기간 반복하면 콜레스테롤 수치가 뚜렷이 떨어지고 혈관 세포가 새 것으로 교체되면서 관상동맥이 건강성을 회복하게 된다.

● 당뇨병

당뇨병은 췌장의 인슐린 분비가 부족하거나, 인슐린이 정상적 기능을 하지 못하는 것이 원인이다. 이로 인해 당뇨병 환자는 신체의 만성적 고혈당 상태와 대사 장애에 시달리게 된다.

사람이 섭취한 탄수화물은 몸 안에서 포도당으로 분해돼 혈액 속으로 녹아 들어간다. 이 포도당은 인슐린의 도움으로 각각의 세포로 운반돼 에너지로 활용된다. 그런데 당뇨병 환자는 인슐린 부족으로 포도당이 세포로 잘 운반되지 않고 혈액 속에 남아 고혈당 상태를 만든다.

고혈당 상태가 오래되면 끈적끈적한 혈액으로 인해 온몸의 혈관이 손상을 입는다. 이로 인해 신장 기능 이상, 시력 이상, 족부궤양, 말초신경염 등의 합병증이 나타날 수 있다. 특히 자율신경계의 기능이 떨어져 소화기계와 비뇨생식기계 및 심혈관계 영역에서 다양한 질병을 유발한다. 뇌졸중이나 심근경색증, 사구체신염 등의 원인이 되어 환자를 사망에 이르게 할 수도 있다. 또 족부궤양 악화로 사지를 절단하거나 시력을 상실하는 불행이 따를 수도 있다. 시간이 흐를수록 전신을 점점 더 힘들게 만드는 만성소모성질환이다.

당뇨병으로 온몸의 세포들이 에너지를 받아들이지 못하는 상태가 고착화하고, 크고 작은 혈관들이 오랫동안 손상됐다면 이를 정상화하기가 결코 쉽지 않다. 특히 당뇨의 원인인 인슐린 분비 부족이 유전성에 기인한 것이라면 신체 정상화가 더욱 어렵다. 하지만 태초건강법 실천을 생활화하면 당뇨병을 상당 부분 억제할 수 있으며, 합병증도 웬만큼 방어할 수 있다.

당뇨병은 췌장에서 문제가 시작해 전신의 혈관과 세포에 악영향을 끼치는 증상이므로 전신을 제대로 이완하는 것을 치유의 시발점으로 삼아야 한다.

이를 위해 심신을 아주 느슨하며 평안하게 만들고, 의식도 가물가물하게 꺼트려야 한다. 이 상태에서 진동이나 뜨뜻한 느낌 등의 마음약을 부여하고, 그에 따라 올라오는 치유 에너지를 이용해 병증을 다스리면 효과를 볼 수 있다.

이때 올라오는 치유 에너지는 마음약이 췌장의 베타세포를 자극해 인슐린 분비가 평소보다 활발해지면서 그에 동반해 나타나는 기운이다.

구체적으로는 당뇨로 인해 생겨난 불편감 등 전신의 비정상적 느낌과 피로감을 치유 에너지의 힘으로 밀어낸다. 그리고 비정상적 느낌이 감도는 부위를 자극한다. 치유 에너지의 힘으로 꾹꾹 눌러 주거나 탱탱하게 조여 주는 등의 작업을 한다. 문제 부위를 찾아다니며 정성껏 풀어 주거나, 탄력 있게 수렴해 주거나, 묵직하게 감싸는 등의 행위를 한다.

이렇게 하다 보면 혈액 속에 정체해 있던 포도당이 각각의 세포로 활발히 이동해 고혈당이 완화하고 신체가 원기를 회복한다. 이를 매일같이 실천하면 전신의 혈관이 점차 건강성을 회복해 합병증들도 완화한다. 이를 통해 신체 기능이 전반적으로 개선되고 당뇨병이 수그러들게 되는 것이다.

유전자 이상으로 인한 당뇨병도 크게 두려워할 필요가 없다. 태초건강법을 밀도 있게 실천하다 보면 당뇨병 유전자가 활성화돼 이것이 생체에 부정적 영향을 끼치고 있음을 '마음의 눈'으로 확인할 수 있다. 이때 묵직하게 올라온 치유 에너지의 힘으로 질병 유전자 활동을 억누르면 된다. 그러면 인슐린 분비를 방해하던 유전자의 기세가 누그러져 인슐린이 전보다 많이 분비되며 당뇨 증세가 완화한다.

• 사구체신염

사구체는 신장 속의 모세혈관다발이다. 이는 털 뭉치처럼 생겼는데, 신장의 중요한 기능인 혈액 여과 작용을 한다. 즉, 신장동맥으로부터 공급받은 혈액을 걸러 내는 역할을 한다. 이때 몸에 필요한 혈구와 단백질은 빠져나가지 못하게 하고, 작은 물질과 수분은 독소와 함께 자유롭게 투과시킨다. 이렇게 해서 나오는 것이 소변이다.

그런데 사구체를 침범한 세균이나 스트레스로 인한 염증으로 이 여과 기능이 망가지는 수가 있다. 이로 인해 크기가 큰 단백질과 적혈구가 소변으로 빠져나가며, 정작 빠져나가야 할 독소는 배출되지 않아 몸에 이상이 따르게 된다. 이를 사구체신염이라 부른다.

사구체신염이 발생했을 때는 혈뇨나 단백뇨가 나온다. 혈뇨는 콜라색이나 붉은 색을 띤다. 단백뇨는 걸러져 남아야 할 단백질이 함께 배출되는 것으로 소변에 거품이 섞여 있다. 이처럼 혈뇨나 단백뇨가 계속되면 얼굴과 눈가, 다리 등이 붓게 된다. 피로감과 고혈입도 동반된다.

사구체신염은 급성과 만성이 있다. 급성은 연쇄상구균 등에 의해 사구체가 빠르게 망가지는 것이며, 만성은 스트레스 등으로 장기간에 걸쳐 서서히 망가지는 것이다. 급성 사구체신염의 경우 일단 항생제 등으로 급한 불을 끌 필요가 있다. 이 같은 급성 증상은 시일을 끌면서 종종 만성 사구체신염으로 이환된다.

만성 사구체신염은 너무 빠져나간 단백질을 알부민주사를 통해 보충해 주거나, 혈액투석을 통해 신장의 고장 난 여과 기능을 대신해 주는 방법으로 치료한다. 특히 혈액투석은 일주일에 3회씩 평생에 걸쳐 해야 하는 데다 비용도 만만찮아 환자 고통이 이만저만 큰 게 아니다.

만성 사구체신염은 초기에 신증후군과 유사한 증세를 띠면서 사구체의 투과 구멍이 벙벙하게 넓어져 혈뇨, 단백뇨 등을 유발한다. 그러다가 염증과 부종이 심화하면서 혈액이 탁해지고, 이로 인해 사구체 조직이 경화하며, 모세혈관이 막혀 신부전증을 유발한다. 이렇게 되면 사구체 전체가 기능을 상실해 요독증이 동반되며, 소변을 거의 볼 수 없는 심각한 상황으로 내몰린다. 이 단계에서는 혈액투석이 불가피하며, 경우에 따라 신장 이식도 고려해야 한다.

사구체신염을 치유하기 위해서는 우선 심신 이완을 통해 콩팥을 구속으로부터 해방시켜야 한다. 사구체의 여과 기능이 망가지는 근본 원인은 만성 피로와 만성 스트레스다. 이로 인해 자율신경이 균형을 잃으면 사구체의 투과 구멍이 벙벙하게 벌여져 정상적인 여과 기능을 수행하지 못한다. 이 상황이 심해지면 모세혈관 다발이 막혀 사구체 전체가 기능을 상실하기도 한다. 그러므로 충분한 심신 이완을 통해 콩팥을 억압에서 풀어 줘야 한다.

심신 이완 상태에서 전신 치유 방법을 구사한다. 마음약 부여를 통해 '뜨뜻한 느낌'이나 '진동' 등의 치유 에너지를 길어 올리고 이를 온

몸에 확산시킨다. 이런 에너지가 몸 안팎을 타고 흐르면 굉장한 쾌감이 돌며 그동안 경험하지 못했던 해방감이 찾아든다. 전신이 새털처럼 가볍고 상쾌해진다.

전신 치유를 하다가 양쪽 콩팥의 부분 치유에 집중한다. 치유 에너지가 콩팥을 그러쥐고 주물럭거리게 하거나, '진동' 에너지가 거기에 접목돼 조화롭게 흘러 다니도록 한다. 이 에너지가 콩팥과 그 주변부에 작용한 것을 느끼게 되면, 그 느낌을 점점 묵직하게 키운다.

그렇게 묵직하게 커진 에너지로 콩팥과 그 주변의 개운치 않은 느낌을 꾹꾹 눌러 다스린다. 혹은 그 부정적 느낌의 부위를 탱탱하게 조여 준다. 만일 다른 부위에서 부정적 에너지가 출발해 콩팥을 힘들게 하는 상황일 경우 그 부위에도 같은 작업을 해 준다.

한동안 그런 방식으로 작업하다 보면 작업이 이뤄지는 자리에서 뭔가 꼬무락거리기도 하고, 전류가 스쳐 지나가는 기분에 다가서기도 한다. 콩팥과 그 주변부의 면역 환경이 개선되고 있다는 신호다. 이 같은 일이 진행되면 자율신경이 조화를 되찾아, 개개풀린 사구체 투과 구멍이 탱탱하게 조여지게 된다. 또 탁기가 밀려 나가면서 혈액이 맑아지고, 그 결과 모세혈관의 막힘이 해소돼 사구체 기능이 차츰 되살아난다. 부종도 빠져나가고, 혈뇨와 거품뇨 증상도 개선되는 것을 느낄 수 있다.

하복부와 사타구니 전체에 부분 치유를 지속하면 정력이 되살아나면서 콩팥 기능이 증진될 수 있다. 이는 사구체의 건강성 회복에도 많은 도움이 된다.

틈틈이 전신 치유와 부분 치유를 반복한다. 사구체 기능이 정상화하기까지는 시일이 걸릴 수밖에 없다. 정성을 들인 것에 비례해 결과도 점점 좋게 나타난다.

• 섬유근육통

섬유근육통은 만성적으로 따라다니는 통증이 문제다. 온몸이 지끈지끈 쑤시는 경우가 많다. 어깨나 이마에 대못을 박는 것 같은 극심한 통증이 덮치기도 한다. 몸 여기저기를 칼로 저미는 듯한 느낌이 붙어다니기도 한다. 바람이 피부를 스치거나 햇볕에 닿기만 해도 괴롭다고 호소하는 환자도 있다. 몸에 기름을 부어 불붙인 상태에서 면도날로 긋는 것 같은 극심한 고통이 느껴진다고 하소연하기도 한다.

이쯤 되면 환자는 스스로 저주받은 느낌을 떨치지 못한다. 종종 자살을 기도하는 이들이 나타나는 것은 이런 이유 때문이다.

이 병에 걸리면 유연성이 약화하면서 몸이 굳어지기도 한다. 특히 아침에 잠자리에서 눈을 뜨면 몸 여기저기 관절과 근육이 경직돼 있는 것을 느끼게 된다. 그래서 팔다리를 구부리거나 몸을 돌리기도 어렵다. 간신히 몸을 일으켜 일상의 일을 시작하면 종일 피로감이 떠나지 않는다. 이 밖에 머리가 띵하거나, 바닥으로 한없이 꺼지는 느낌, 팔다리 감각 이상, 눈 충혈, 생리통, 소화 장애 등 갖가지 부정적 증상들이 복합적으로 나타나 환자를 괴롭힌다.

병원에서는 섬유근육통의 원인을 정확하게 설명하지 못한다. 환자는 의사 지시대로 신경학적 검사나 근골격계 검사 등을 받지만 거의 정상으로 나온다. 이로 인해 환자는 또 한 번 절망의 나락으로 굴러 떨어지고 만다.

태초건강법은 섬유근육통의 원인을 신체 호르몬이나 신경전달물질의 불균형으로 본다. 각종 호르몬과 신경전달물질이야말로 우리 몸을 보호하는 천연약이다. 신경이나 내분비계 이상으로 이들이 제때 분비되지 않거나 지나치게 많이, 혹은 적게 분비될 때, 또는 분비된 것들이 세포 수용체 등에 잘 도착해 적절히 수용되지 못할 때 문제가 야기된다. 이 경우 몸 여기저기서 약을 달라고 아우성치게 된다. 이렇게 해서 통증의 양상으로 모습을 드러내는 것이 섬유근육통이다.

의사는 섬유근육통 환자에게 항우울제와 세로토닌 재흡수제 등을 처방하지만 이것이 아직은 확실한 치료법으로 자리 잡지 못했다. 유수의 종합병원에서 치료받았는데 오히려 통증이 악화해 자포자기 심정이 되는 환자도 볼 수 있다. 분명한 원인과 정확한 대처법을 모르는 상태에서 치료하니 그런 부정적 결과가 뒤따를 수밖에 없다.

그러나 우리가 신체를 깊숙한 곳까지 충분히 이완해 주기만 해도 섬유근육통 치료에 청신호가 켜진다. 이완은 뭉치거나 막힌 것을 풀어 주고, 꼬이거나 뒤틀린 것을 바로잡아 주므로 호르몬과 신경전달물질의 순환을 원활히 하는 데 크게 도움이 된다.

여기에 뜨뜻한 느낌이나 묵직한 진동을 일으켜 이를 전신에 물결처럼 몰고 다니면 굳었던 근육과 관절이 유연해지면서 몸에서 원기가 올라온다. 이렇게 전신 치유를 도모하다가 이들 치유 에너지를 통증 부위마다 집약적으로 밀고 들어가 풀어 놓으면 통증이 시시히 완화된다. 이 같은 치유 작업을 일상화하면 더 이상은 통증에 휘둘리지 않고 무난한 인생을 영위할 수 있게 된다. 자율적 치유 프로그램의 역할은 이처럼 위대하다.

• 파킨슨병

파킨슨병은 도파민 분비량이 줄어 발생하는 만성 퇴행성 신경계 질환이다.

도파민은 뇌 깊은 곳에 자리 잡은 중간뇌(중뇌) 흑질 부위의 신경세포에서 분비된다. 그런데 유전이나 노화, 체질, 환경 변화 등으로 이 신경세포가 점차 소실될 수 있으며, 이 경우 도파민 분비량이 점점 감소하게 된다.

도파민은 우리 몸의 운동과 관련해 중요한 역할을 한다. 즉, 도파민은 운동과 관련된 뇌의 명령을 전신 신경으로 전달해 최종적으로 몸을 움직이게 돕는 신경전달물질이다. 따라서 이것이 잘 작동하지 않으면 신체 떨림, 근육 경직, 느린 행동 등이 나타난다.

신체가 떨리는 증상은 좌우 한쪽 손이나 발에서 시작해 어깨나 머리로 확산되기도 한다. 잠들었을 때만 제외하고 하루 종일 이 증상이 따라다녀 영 편치가 않다. 파킨슨병 환자임을 한눈에 알아볼 수 있게 하는 대표적 증상이다.

근육 경직은 근육이 자기도 모르게 굳어 힘을 빼려 해도 잘 안 빠지는 양태로 나타난다. 어깨 근육이 뻣뻣해지면 팔을 흔들지 못하고, 다리 근육이 굳으면 다리나 발을 질질 끌며 걷게 된다. 등이나 고관절, 무릎 등이 굽어 앞으로 쏠린 듯한 자세가 나타나기도 한다. 등이 굽은 채 덜덜 떨리는 손으로 지팡이를 짚고 서 있는 노인은 전형적인 파킨슨병 환자 모습이다.

느린 행동은 마치 곰이나 나무늘보의 움직임을 보는 것만 같다. 옷을 한 벌 입더라도 슬로비디오 장면처럼 느릿느릿 입어 상대방으로 하여금 답답함을 느끼게 한다.

이 병에 걸린 환자는 길을 걷다가 평형감각을 잃은 채 자주 넘어지며, 무언가에 부딪혀 다치기도 한다. 장 기능이 약해져 변비가 생기고 손발 냉증, 기립성저혈압, 현기증, 우울증, 수면장애 등이 동반되기도 한다. 중증이 되면 활동이 불가능해 집에 들어앉아 지내야 한다.

이렇게 어려움이 가중되는 질환이지만 병원에서는 특단의 치료법을 제시하지 못한다. 도파민 분비를 촉진하는 약을 먹게 하지만, 그런다고 병이 낫는 것도 아니다. 증상을 다소 개선하거나 악화를 막는 정도다. 뇌심부자극술과 열응고술 등으로 대처하기도 하지만 부작용의 위험이 있다.

태초건강법은 마음의 작용으로 중간뇌의 흑질 부위를 강하게 자극해 파킨슨병의 치유 효과를 높일 수 있다. 뇌 깊은 곳에 묵직한 치유 에너지를 등장시켜 한동안 운용하면 된다. 이렇게 하면 뇌심부자극술 이상의 강한 자극이 흑질 신경세포에 전달돼 도파민 분비가 원활해진다. 그 과정에서 환자는 굉장한 행복감이 중추신경을 따라 오르내리는 것을 느끼게 된다. 나아가 전신에 대한 작업을 통해 운동 명령 체계 전달 경로인 뇌선조체·시상·대뇌피질·척수·근육 등으로 치유 에너지가 흘러 다니도록 하면 치유에 가속도가 붙는다.

이와 함께 군데군데 경직되거나 느슨하게 풀린 근육 부위에 치유 에너지를 집중시켜 문제를 해결하려는 노력을 기울여야 한다. 이를 위해 때로는 팔, 다리를 360도로 돌리고 어깨, 목 등을 여러 각도로 움직여 새로 생겨난 각도의 틈으로 치유 에너지를 불어넣어 운용해야 한다. 일정 기간 이 같은 작업을 지속하면 굳어진 부위가 부드럽게 풀

리고, 느슨해진 근육이 탄력을 회복해 파킨슨병의 고통에서 벗어날
수 있다.

• 결절종

결절종은 물혹 형태의 종양이다. 손목의 손등이나 손바닥, 손가락,
발목 부위와 무릎 뒤쪽 등에 생겨난다. 손등 쪽에 형성되는 경우가 가
장 흔하다. 크기는 콩알만 한 것부터 눈깔사탕이나 밤톨만 한 것에 이
르기까지 다양하다. 안에는 노르스름한 액체가 들어 있는데, 오래된
결절종일수록 점성이 높아 물엿처럼 끈적끈적한 형태를 띤다.

이 질환은 발생 비율이 남성보다 여성에게 2~3배 높다. 따라서 여
성 환자는 미용 문제로 골머리를 앓는다. 남성도 신경 쓰이기는 마찬
가지다. 악수할 때 상대방이 손등에 툭 튀어나온 혹에서 의아한 시선
을 거두지 못해 스트레스를 받는다. 그러니 여성이 느끼는 스트레스
는 훨씬 더 클 수밖에 없다. 나이를 불문하고 나타나므로 한창 연애 중
이거나 결혼을 생각하는 여성에게는 정녕 반갑지 않은 손님이다.

병원을 찾으면 의사는 굵은 주사바늘을 환부에 찔러 액체를 뽑아내
는 방법으로 치료한다. 이때 누런 액체가 빠져나온다. 하지만 이 방법
으로 완치되는 경우는 드물다. 대부분은 시일이 흐른 뒤 같은 자리에
혹이 다시 올라와 신경 쓰인다. 이때 병원에서는 똑같은 방법으로 치
료한다. 혹이 여러 번 올라와도 같은 방법으로 치료한다. 그러다가 막
판에 의사는 그냥 내버려 두든지 수술할 것을 권한다.

그냥 두라고 하는 이유는 종양이긴 해도 덩어리가 만져지는 것 외
에는 심각한 증상이 뒤따르지 않기 때문이다. 다만 혹이 클 경우 그 부

위의 신경이나 혈관이 압박을 받아 다소 불편감이 느껴지는 것이 문제다. 그래도 고민을 떨칠 수 없을 때는 입원해 혹을 뿌리째 들어내는 수술을 받게 된다. 하지만 이렇게 수술해도 재발하는 경우가 있어 일부 환자를 애타게 만든다. 현대의학이 이 질병에 대처할 수 있는 방법은 여기까지다.

태초건강법은 이에 대응하는 방식이 크게 다르다. 첫째 물리적 방법이 아닌, 마음으로 대처한다는 점이 다르며, 둘째 혹이 돌출한 병변 부위 외에 경추나 요추 부위까지 치료의 범위를 넓힌다는 점이 또한 차이 난다.

마음 챙김을 통해 내면으로 깊이 들어가 관찰하면 이 병은 원인을 관절 부위의 병변에 국한시킬 수 없음을 알게 된다. 즉, 손목이나 손가락 결절종의 경우 경추나 어깨, 심지어 머리 부위의 신경계와 연결돼 있으며 발목이나 무릎 뒤쪽에 생긴 결절종은 요추의 신경다발과 연관돼 있음을 깨닫게 된다. 다시 말하면 혹의 뿌리가 그들 신경에까지 뻗어 있는 것이다. 이들 신경이 어떤 힘에 눌리거나 밀리고, 그 영향으로 부정적 전기신호가 신경망을 따라 전달돼 증상이 나타난다. 따라서 근본 원인인 신경 압박을 해소해야 결과적으로 결절종이 치료될 수 있는 것이다.

마음으로 치유 에너지를 일으켜 결절종의 뿌리 부분으로 밀고 들어간다. 경추의 척수신경에 근본적으로 문제가 있다고 판단될 경우 그 부위에 뜨끈뜨끈한 기운을 일으키면 좋다. 그런 기운으로 경추를 묵직하게 잡아 주고, 다시 그 기운을 애매한 느낌이 감도는 머리나 목 등으로 밀고 다니며, 마침내 손목 등의 혹 부위까지 밀고 들어가 정성껏 녹이는 작업을 하면 혹의 크기가 서서히 줄어든다.

어느 때는 혹 안의 불순물이 손등의 정맥을 따라 빠져나가는 것이 관찰되기도 하며, 손목 관절 깊은 곳으로 흡수돼 치유가 촉진되는 것이 느껴지기도 한다. 이런 과정을 거치고 나면 혹이 있던 자리는 약간 함몰된 것 같이 되고 손목의 불편감도 사라진다. 그 뒤에도 이 같은 마음 치유 작업을 틈틈이 해 주면 손목결절종이 다시 생겨나지 않는다.

발목이나 무릎의 결정종도 유사한 방법으로 요추의 척수신경 등에 대처하면 완치할 수 있다.

● 퇴행성관절염

퇴행성관절염은 무릎을 비롯해 발목, 손가락, 엉덩이, 척추, 어깨 등의 관절 부위에 나타난다. 관절을 보호하고 있는 연골이 퇴행성 변화를 겪거나 다양한 원인으로 손상되는 것이 직접적 원인이다. 이로 인해 관절을 이루는 인대와 뼈 등이 손상을 입어 통증과 염증이 반복적으로 발생한다.

연골이 망가지는 대표적 원인은 노화와 비만이다.

누구나 노인이 되면 영양 공급이 원활치 못해 연골이 마모되고 탄력성도 떨어진다. 이로 인해 뼈끼리 맞닿아 통증이 확대되고, 관절 주위의 인대와 근육도 부정적 영향을 입는다. 무릎관절염의 경우 55세 이상에서 80%, 75세 이상은 대부분의 사람에게 발생한다는 보고도 있다. 또 무릎관절의 경우 증가하는 체중의 3배 압력이 가해지며, 계단이나 산길을 오를 때는 7배의 하중이 실린다. 이로 인해 관절은 만성적인 퇴행을 일으키게 된다.

퇴행성관절염은 관절 부위 통증이 특징인데, 이런 국소적 통증도 환자를 매우 힘들게 할 수 있다. 처음에는 움직일 때 다소 불편을 느끼는 정도이지만 병이 깊어지면 상황이 달라진다. 관절 주위가 시큰거리거나 욱신욱신 쑤신다. 때로는 관절이 석회를 바른 것처럼 굳어져 펴기 힘들고, 묵직한 압통이 덮쳐 밤에 잠을 자기도 힘들다. 계단을 오를 때는 날카로운 바늘이 관절 부위를 찌르는 것 같아 절망하게 된다. 증상이 더 심해지면 아예 앉은뱅이처럼 집 안에 들어앉아 지내야 하는 신세가 된다.

상황이 이렇더라도 태초건강법을 익혀 적용하면 퇴행성관절염의 고통에서 상당히 벗어날 수 있다. 묵직한 느낌이나 뜨뜻한 기운, 혹은 부르르 떨리거나, 무언가가 쭉쭉 밀고 지나가는 듯한 느낌을 관절 부위에 일으키면 증세가 호전된다. 그런 치유 에너지는 혈행을 개선하고 호르몬 분비를 촉진해 관절 부위의 근육과 인대를 튼튼히 하는 데 기여하게 된다.

때로는 굉장한 어떤 힘이 관절 부위에 달라붙어 치유하는 것을 경험할 수도 있다. 그 힘은 무릎이나 고관절, 발목 등을 강한 압박감으로 덮치기도 하고, 강한 전류가 흐르는 듯한 느낌을 동반하기도 한다. 바늘 여러 개가 마구 찌르듯이 달라붙기도 한다. 그러나 기분이 나쁘지 않다. 당사자는 오히려 엄청난 치유가 이뤄지는 과정임을 직감하고 희열을 느끼기도 한다. 환자 상태에 따라 이처럼 강하게 다가오기도 하고, 온건하게 등장하기도 한다. 이렇게 크고 작은 에너지가 병증 부위를 지배해, 증세가 완화하거나 사라질 때까지 작업을 계속한다.

치유 작업이 어지간히 진행되었다 싶을 때 태초건강법 적용을 중단하고 현실로 돌아온다. 이때 무릎이나 발목 등 통증이 있던 관절 부위를 이리저리 비틀어 주면, 뿌지직거리는 소리와 함께 마지막까지 남아 있던 나쁜 기운들이 빠져나간다. 그런 뒤 몸을 일으켜 움직이면 불편하던 관절 부위가 부드럽고 매끈해진 것을 느낄 수 있게 된다.

오래 묵은 관절염도 한 차례의 이 건강법 적용으로 증세를 완화할 수 있다. 일정 기간 이를 반복하면 관절 기능이 크게 개선돼 활동하는 데 불편을 거의 못 느끼게 된다. 앉은뱅이 신세를 면치 못하던 사람도 멀쩡하게 걸을 수 있다. 『신약성서』 속에서 예수가 앉은뱅이를 일으켜 걷게 한 기적은 21세기에도 이 건강법을 통해 현재진행형으로 나타나고 있다.

● 류머티즘성관절염

이는 '관절의 암'이라 불리는 치명적 질환이다. 면역세포의 비정상적인 공격으로 신체 곳곳의 관절에 염증이 생기고, 이로 인해 관절이 붓거나 통증이 나타나며 심지어 기형적인 변형까지 불러오는 질병이다.

처음에는 손과 손가락, 발의 관절에서 병이 나타나다가 점차 어깨, 팔꿈치, 무릎, 엉덩이, 척추, 턱 관절까지 진행된다. 아침에 잠에서 깨어났을 때 주먹을 쥐기 쉽지 않고 양쪽 손목이 붓고 아프다면 이 질병을 의심해 봐야 한다.

일반적으로 관절이 굳어 잘 펴지지 않거나, 그 부위에서 열감, 혹은 통증이 느껴진다. 심한 경우 바늘 뭉치가 관절 여기저기를 휘젓고 다니듯 아파 눈물을 삼켜야 한다. 몇 년 동안 이런 증상에 시달리다 보면 손가락, 발가락이 제멋대로 휘거나 울퉁불퉁해져 흉해 보인다. 또 어깨, 무릎, 팔꿈치 등이 굳어지거나 굴곡장애를 보여 일상생활에 큰 불편이 초래된다.

여기서 더 심해지면 호흡기나 심장혈관계통, 신경계, 눈 등에까지 염증이 침범해 2차 질환을 유발한다. 통증의 정도가 섬유근육통이나 만성화된 대상포진에 비견되고, 삶의 질이 암이나 천식, 뇌졸중보다 떨어질 만큼 육체를 심각하게 파괴하는 질환이다.

사정이 이런데도 아직까지 현대의학은 류머티즘성관절염을 완치하지 못한다. 다만 약을 먹어 염증의 진행 속도를 늦추는 정도인데, 이 경우도 종종 부작용의 위험이 따른다. 이처럼 약이 제 역할을 충분히 못하는 것은 원인이 불분명한 자가면역질환이기 때문이다.

현재까지는 유전적 기질이 있는 사람이 세균이나 바이러스에 노출돼 나타나는 특이 질환일 것으로 추측되고 있다. 또한 육체적, 정신적으로 스트레스를 심하게 받는 사람도 이 병에 걸리기 쉬운 것으로 짐작된다.

태초건강법은 무엇이 원인이든 간에 '맛이 간' 면역세포 기능을 정상화해 이 질병을 적절히 다스릴 수 있는 건강법이다.

만성적 스트레스가 원인으로 추측될 경우 이를 차단하는 노력이 선행돼야 한다. 이를 위해 수시로 심신을 충분히 이완해 주어야 한다. 적당한 휴식만으로는 문제를 근본적으로 해결할 수 없다. 이완을 통해 내면으로 깊이 들어감으로써 전신이 한없이 풀어지고 늘어지게 해야 한다. 그 상태에서 뜨뜻한 느낌이나 진동 등의 마음약을 부여하고 이를 통해 치유 에너지를 길어 올려야 한다.

이렇게 하여 등장한 치유 에너지를 머리부터 척추, 가슴, 복부 등을 거쳐 사지 말단부까지 몰고 다니는 작업을 계속해야 한다. 한동안 이런 작업을 지속하다 보면 몸이 묵직한 느낌이나 뜨뜻한 기운에 휘감기기도 하고, 잔잔하거나 강력한 진동이 전신을 휘감기도 한다. 이 방법을 되풀이해 적용하다 보면 스트레스와 통증이 빠져나가고 신체가 조화와 균형을 되찾으면서 질병의 기세가 완화하거나 사라진다.

유전적 기질이 문제로 판단될 경우 활동을 시작한 이상 유전자의 힘을 억제하는 것이 치유 포인트이다. 이완을 통해 내면으로 들어가 찬찬히 점검하면 몸 어딘가에서 유전자가 활동을 개시해 통증 등 비정상적 느낌을 몰아오는 것을 인지할 수 있다. 그러면 치유 에너지를 비정상적 느낌이 몰려 있는 곳으로 몰고 가 그 힘으로 이를 밀어내거나 녹여 내면 된다. 그러면 유전자의 활동이 억제돼 증세가 약화하거나 사라진다.

이처럼 유전적 기질이 문제일 경우 이 건강법으로도 류머티즘성관절염을 완전히 정복할 수는 없다. 다만 증상이 나타날 때마다 이를 억제해 다스릴 수 있을 뿐이다. 어찌 됐든 이런 방법을 통해 이 질환을 휘어잡을 수 있다는 사실만으로도 태초건강법은 현대의학이 못 가진 장점을 지니고 있다고 말할 수 있다.

• 전립샘비대증

전립샘비대증은 나이 들어가는 남성에게 거의 숙명적으로 따라붙는 질환이다. 노화로 남성 호르몬 분비가 불균형을 이루는 것이 원인이다. 남성의 50대는 50%, 60대 60%, 70대는 70%가 앓는 것으로 여겨질 만큼 흔한 질환이다.

전립샘비대증에 걸리면 소변 줄기가 시원하게 뻗치지 않고 가늘어지거나 종종 끊기며, 정상인보다 더 자주 소변을 보게 된다. 소변을 보고 난 뒤에도 방울방울 떨어지는가 하면, 잔뇨감이 남아 한동안 더 변기 앞에 머물러야 한다. 이와 반대로 소변이 갑자기 절박하게 터져 나와 당황하기도 한다. 밤중에 여러 번 일어나 소변을 봐야 하기 때문에 숙면을 취하지 못해 이튿날 종일 피로감이 따라다니기도 한다.

증세가 더 악화하면 소변이 가늘다 못해 끊겨, 여자처럼 엉덩이를 드러내고 변기에 앉아 일을 치러야 한다. 남성으로서의 자존심이 상당히 훼손되는 순간이다. 이쯤 되면 우람하던 뿔이 훼손된 황소나 늠름하던 볏이 말라비틀어진 수탉처럼 수컷의 상징이 거의 다 사라진 것으로 볼 수밖에 없다.

병원에서는 비대해진 전립샘을 레이저 수술 등으로 제거해 치료한다. 일부 침구사들은 사타구니에 대침을 놓아 전립샘 크기를 줄이기도 한다. 이 같은 치료는 극단적 방법들이므로 가능하면 피하는 게 상책이다. 태초건강법을 활용하면 매우 부드럽고 편안한 방법으로 비대해진 전립샘 크기를 줄일 수 있다.

이완을 통해 몽롱해진 의식으로 하복부와 사타구니, 허리 등을 점검한다. 비대한 전립샘으로 인한 불편감이 그곳 어딘가에 걸려 있다. 뜨뜻한 느낌이나 묵직한 느낌, 진동 등을 일으켜 그 힘으로 불편감을 에워싸 점령한다. 이 상태를 한동안 유지하고 있다가 적당한 시점에 온 정성을 다해 불편감을 몸 밖으로 밀어낸다.

마음으로 '약침' 심상을 일으켜 이를 전립샘 부위에 내리꽂는다. 이때 약침은 100년 묵은 산삼 추출물을 함께 주사할 수 있는 것으로 상상한다. 간절한 마음으로 이 같은 상상을 환부에 적용하면 대침으로 찌르는 것 이상으로 찌릿찌릿한 느낌이 관통하면서 비대한 전립샘이 야금야금 녹아내린다. 이 같은 방법을 여러 날, 혹은 여러 달 실천하면 전립샘이 정상화하면서 건강이 돌아온다.

전립샘 크기만 줄였다고 해서 질환이 100% 사라졌다고 보긴 어렵다. 노화를 일정 부분 되돌려 젊음을 되찾는 노력을 기울여야 질환이 완전 정복된다. 머리부터 발끝까지 전신진동을 타게 하여 막힌 경혈을 모두 열고 꼬이거나 뒤틀린 곳을 풀어 줘야 한다. 인체가 에너지의 선순환을 통해 조화와 균형을 회복할 때 비로소 이 질병의 어려움에서 벗어날 수 있다.

• 발기부전

발기부전은 남성을 괴롭히는 질환 중 가장 치료하기 어려운 것들 가운데 하나다. 비아그라가 나와 환자에게 위안이 되고 있지만, 이는 치료제는 아니다. 더욱이 비아그라는 오래 복용하면 나중에 발기가 전혀 안 되는 상황에 처할 수도 있다. 따라서 자연스럽게 발기력을 향상시키는 일이 긴요하다.

발기부전의 가장 큰 요인은 노화로 인한 신체 기능의 퇴행이다. 특히 남성은 나이 들어감에 따라 정소에서 분비되는 남성 호르몬인 테스토스테론 분비량이 줄어든다. 테스토스테론은 전립샘, 정낭 등 생식기의 발육과 정자 형성을 촉진해 성적 능력을 향상시키는 호르몬이다. 따라서 이 호르몬 분비가 줄면 자연히 성욕이 떨어지며 발기력이 약화한다. 노화로 뇌하수체호르몬이 비정상적 수치를 보여도 성욕이

하락하며 발기부전이 올 수 있다.

노화는 이들 외에도 다양한 호르몬과 신경전달물질의 불균형을 초래한다. 이로 인해 각종 장기와 혈관, 근육, 인대, 뼈, 신경망 등도 전반적으로 퇴행 길을 걷게 만든다. 발기부전은 그런 퇴행의 총체적 결과물이라 할 수 있다.

발기부전은 또 정신적 스트레스나 긴장감, 우울증 등으로 유발되기도 한다. 스트레스나 긴장감이 지속되면 교감신경이 항진되면서 혈관이 수축된다. 이로 인해 음경해면체의 팽창이 곤란을 겪고 발기부전 증상이 나타난다. 우울증도 신경내분비계의 기능에 이상을 초래해 성욕 저하와 함께 종종 발기부전을 유발한다. 이 밖에 고혈압, 동맥경화, 심장혈관질환, 신경계질환, 전립샘질환 등 다양한 질병이 발기부전이란 2차적 증상을 초래하곤 한다.

이렇듯 노화와 더불어 다양한 질환이 원인이 되는 발기부전에 대해 현대의학은 명쾌한 치료법을 제시하지 못한다. 고래로 어떤 치료법이나 섭생법, 운동법도 이에 관해 속 시원한 방편을 안내하지 못했다. 하지만 그렇다고 해서 희망이 아주 없는 것은 아니다. 태초건강법을 통해 완전 정답은 아니어도 근사치의 해법을 찾을 수 있다.

이 건강법은 신체의 조화와 균형 회복으로 젊음과 아름다움을 돌려주는 기능을 한다. 이완만 충실히 해 줘도 교감신경계의 흥분이 가라앉고, 각종 호르몬과 신경전달물질의 불균형이 해소돼 발기부진 치유를 위한 토대가 마련된다.

그런 바탕 위에 온몸의 개운치 않은 부분이나 통증 있는 부분을 찾아낸다. 막혔거나, 꼬였거나, 뭉쳤거나, 뒤틀린 곳을 의식으로 더듬어 찾아낸다. 그러고는 마음약 부여를 통해 치유 에너지를 불러일으킨다. 이 에너지의 힘으로 통증 등을 유발하는 탁기 덩어리를 밀쳐 내고, 막히거나 뭉친 부분 등을 풀어낸다. 이를 지속적으로 실천하다 보면 신체가 전반적으로 질서와 조화를 회복하고, 결과적으로 발기부전 증상이 상당 부분 물러가게 된다.

한편 정력을 높이고 생식기의 기능을 향상시키는 노력을 병행할 필요가 있다. 이를 위해 정력을 주관하는 좌우 신장과 요추신경, 생식기가 자리 잡은 회음부 등에 치유 에너지를 물씬 일으켜 운용하는 것도 권장된다. 이 치유 에너지가 요추와 콩팥, 골반을 휘젓고 사타구니와 허벅지 안쪽까지 찌릿찌릿하게 휘돌게 하면 페니스가 거짓말처럼 불뚝 올라와 상당 시간 단단한 상태를 유지한다. 날마다 이 같은 작업을 반복하면 젊은이만큼은 아니어도 '남성' 기능에 상당한 자신감을 회복하게 된다.

● 종기

종기는 시간이 지나 곪아 터지면 자연스럽게 낫는다. 이는 피부 가까운 데서 자라난 종기인 경우다. 피부에서 좀 떨어져 근육 깊숙한 곳에서 자란 종기는 사정이 다르다. 시간이 흐르면 밤톨처럼 단단하게 커져 사람을 애먹인다.

이런 종기는 고약을 붙여도 소용없다. 고약의 기운이 종기에 미처 전달되지 않아 고름을 뽑아내지 못한다. 이럴 때 사람들은 외과수술을 받는다. 메스로 도려내 고름을 배출시킨 다음 그 자리를 몇 바늘 꿰매는 것으로 의학적 조치를 마치게 된다.

이렇게 고약한 종기도 마음의 작용으로 어렵지 않게 제거할 수 있다. 방법은 전신을 충분히 이완한 다음, 종기가 있는 부위를 한 번 더 전격적으로 이완하는 것이다. 그런 뒤 종기 부위에 묵직한 기운을 보내 그 기운의 힘으로 거기 엉켜 있는 탁기를 밀어내는 것이다.

이런 방법을 여러 차례 시도하다 보면 종기 부위가 시원스럽게 뻥 뚫린 느낌이 들 때가 있다. 탁기 덩어리가 밀려 나가며 노폐물이 빠져 나가고, 혈액과 호르몬 등이 선순환되기 시작한 것이다. 상황이 이렇게 반전되면 고름 속에서 기승을 부리던 세균들이 힘을 잃고 사멸해 고름의 크기가 점점 줄어들게 된다. 종내에는 종기가 완전히 쪼그라 들고 피부 표면에 딱지 형태로 남게 된다. 이렇게 상황이 종결되기까지는 3~4일이면 족하다.

● 인플루엔자

매년 겨울이면 반갑지 않은 손님이 찾아든다. 인플루엔자(유행성감기 혹은 독감)다.

인플루엔자는 인플루엔자 바이러스의 공격으로 인해 나타나는 급성 호흡기 질환이다. 목, 비강, 폐 부위에 바이러스가 침투해 기침, 두통, 고열, 근육통 등을 유발한다. 노인이나 만성질환자, 어린이 같이 면역력이 낮은 사람들에게 전염력이 강하다.

특히 노인은 폐렴이나 신부전증 등 합병증 발생 위험이 높고, 기존의 만성질환자는 그 증세가 악화할 수 있으며, 심한 경우 사망에 이르기도 한다. 따라서 인플루엔자가 찾아들기 전에 백신을 접종하는 등 미리미리 대비하는 이들이 많지만, 그래도 때가 되면 유행해 사회 전체가 큰 홍역을 치르곤 한다.

바이러스가 대체로 그렇듯이 인플루엔자 바이러스도 젊고 혈기왕성한 이들은 잘 괴롭히지 못한다. 바이러스가 침범하더라도 그들은 강한 면역력으로 바이러스의 위세를 꺾어 버린다. 건강한 사람들이 인플루엔자에 걸렸다가도 금세 회복하는 것은 다 이유가 있다.

그러므로 인플루엔자에 당하지 않으려면 기혈이 잘 순환하는 몸을 만들어 두어야 한다.

또 인플루엔자 바이러스가 침범했을 경우 곧바로 태초건강법을 작동시켜 기혈이 선순환하도록 조치하면 된다. 즉, 몸 여기저기 막힌 곳이나 뭉친 곳을 충분히 풀어 주면 된다. 그러면 혈액이 잘 돌고 이 혈액을 따라 우리 몸의 아군인 백혈구가 전선에 충분히 배치돼 적군인 바이러스를 섬멸하게 된다. 이 같은 방법으로 2~3일이면 바이러스의 위세를 약화할 수 있다.

몸이 여기저기 막혀 염증이 정체해 있으면 바이러스는 그 염증을 먹이로 번성하게 된다. 환자는 바이러스의 번성으로 근육통, 두통, 고열 등을 느끼게 된다. 노인처럼 면역력이 떨어진 이들이 인플루엔자 바이러스에 당하는 이유가 이런 데 있다. 따라서 태초건강법을 익혀 두면 노인이더라도 인플루엔자의 공격으로부터 어렵지 않게 벗어날 수 있다.

특별 치유 사례

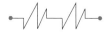

다음의 마음약 운용과 이를 통한 치유 사례들은 매우 특별한 것들이다. 모든 사람이 이들 같은 특별한 체험을 할 수는 없다. 하지만 이 건강법을 처음 배우는 환자나 이미 터득한 사람 모두에게 충분히 참고될 만한 내용이기에 여기에 간략하게 소개한다.

사례 1 스마트폰 진동

필자의 한 지인은 거의 매일 '진동' 마음약을 작동시킨다. 그러면 몸 속 여기저기서 스마트폰이 진동할 때처럼 드르륵드르륵하는 현상이 일어난다고 한다. 이 같은 진동은 매우 세게 다가오는데, 주로 피로가 몰린 부위에서 나타난다.

심신을 이완한 뒤 서치라이트 비추듯 마음의 눈으로 전신을 훑다 보면 피로 쌓인 곳이 확인되고, 거기에 곧바로 진동을 부여한다. 그러면 그 자리에서 드르륵거리거나 후드득후드득하는 반응이 일어난다. 막힌 곳이 뚫리고, 뭉친 것이 해소되는 과정에서 나타나는 현상이다.

그는 주로 새벽녘, 잠에서 깨어났을 때 침대에 편안히 누운 자세로 이 작업을 한다. 드르륵거리거나 후드득하는 현상은 그가 마음의 눈을 옮겨 붙일 때마다, 그렇게 옮겨 간 신체 부위에서 발생한다. 이렇게 전신을 한바탕 휘젓고 나면 피로감이 한꺼번에 빠져나가 전신이 개운해진다고 한다.

그는 이 같은 작업을 새벽마다 30분 정도 한다. 후드득, 탁탁! 드르륵, 드르륵! 진동 모드의 스마트폰이 책상 위에서 드르륵드르륵하는 것 같은 진동! 한번 상상해 보시라. 그렇게 강한 진동이 전신을 위아래로 훑고 지나다닌다면 피로감이 한꺼번에 밀려 나가지 않겠는가.

그는 술을 마신 다음 날도 어김없이 진동 약을 복용한다. 이때는 술이란 탁기를 밀어내기 위해 진동이 더욱 강하게 달라붙는다. 진동은 탁기가 다 밀려 나갈 때까지 맹렬한 기세로 오장육부를 흔들어 놓는다. 일정 시간 후 자리를 털고 일어나면 온몸이 거뜬해진 것을 확인할 수 있다. 해장을 하거나 술 깨는 약을 찾을 필요가 없다. 몸이 아플 때도 그는 이렇게 진동을 일으켜 병증을 밀어낸다.

이렇게 강한 진동을 부를 수 있는 역량은 그가 지닌 일종의 달란트다. 누구나 진동요법을 실천할 수 있지만 모두에게서 그처럼 강한 효과가 나타나지는 않는다. 날마다 스마트폰 정도의 진동이 일어나는 것은 그에게 선천적으로 내재한 놀라운 역량이 아닌가 싶다.

사례 2 핵단추를 누르다

손학진 씨는 50대 직장인이다. 선천적으로 척추 일부(주로 경추와 흉추 부위)의 신경망이 손상된 상태이며 그로 인해 협심증, 고혈압 등 심혈관계 질환과 천식, 폐결절 등의 폐질환에 시달려 왔다. 하지만 그가 마음약 복용법을 터득한 뒤로 그의 건강은 몰라보리만큼 호전됐다. 고질적으로 따라다니던 천식과 고혈압이 사라지고 폐결절과 협심증도 상당히 완화됐다.

그는 10년째 틈틈이 마음약을 복용해 오고 있다. 마음약은 '전율' '진동' '약침' '뜨뜻한 느낌' 등 다양한 것들을 다양한 상황에서 신체에 적용해 보았다. 그는 오랜 경험을 통해 이제 자신만이 할 수 있는 독특한 마음약 복용 노하우를 터득했다.

그것은 취약한 척추 부위에 핵단추를 누르듯 강력한 반응을 일으키는 것이다. 방법은 바닥에 반듯이 누워 의식을 거의 꺼트리고, 희미하게 남아 있는 약간의 의식으로 문제의 척추 부위에 다가가는 것이다. 그러고는 그곳을 마음으로 자극하면서 '전율' 마음약을 투여한다.

다시 말해 "왜 여기가 항상 불편하냐. 통증아, 나가다오!" 하는 강한 소망과 함께 탁기를 절실히 밀어내거나 손사래 치는 미음을 부여한다. 이와 동시에 그곳에서 마음으로 전율을 일으킨다. 전율은 소용돌이 형태 등 강력하고 묵직한 것일수록 효과적이라고 한다. 때로는 파동이나 진동 형태의 심상을 부여하기도 한다.

그렇게 하면 문제의 척추 부위에 묵직한 느낌이 걸려든다. 이 느낌을 간절한 마음으로 키우고 또 키우다 보면 종내에는 어떤 두툼한 에너지가 등판에 형성되게 된다. 마치 핵단추가 작동한 것처럼 중량감 있는 힘이 경추와 흉추를 중심으로 등판의 일정 부분을 강력하게 지배한다.

이 같은 상황이 되면 온몸 구석구석이 '핵단추'의 작용에 반응하게 된다. 핵단추를 누를 때마다 사지의 관절과 신경망이 '작용'에 대한 '반작용'을 일으킨다. 즉, 척추 부위를 자극하면 그 영향이 사지로 미쳐 그곳의 신경망과 관절을 함께 자극하는 결과가 초래된다. 핵단추를 누르면서 어깨 부위나 복부, 두부(頭部) 등을 의식하면 그런 곳에서도 역시 긍정적인 자극 반응이 생겨난다. 결과적으로 척추 부위의 자극이 온몸의 자극으로 연결되면서 놀라운 전신 치유 반응을 나타내는 것이다.

손 씨는 요즘도 틈틈이 이처럼 핵단추 누르는 행위를 한다. 척추 부위를 마음으로 꾹꾹 눌러 주며 전율이나 진동 등의 마음약을 부여하면 척추의 자극이 전신의 경혈, 경락으로 연결돼 온몸을 세게 마사지해 준 것 같은 효과가 나타난다. 이렇게 하면 신체에 달려든 병증이나 통증, 피로감 따위가 한꺼번에 떨어져 나갈 수밖에 없다는 것이다.

사례 3 행복한 에너지 샤워

채영 씨(32세)는 젊은 기독교 신자다. 신심이 깊어 기도를 할 때면 내면으로 아주 깊이 몰입한다. 그럴 때면 온몸이 노곤해지고, 사지가 한없이 풀린다. 그런 상황에서 그녀는 머리부터 몸통을 거쳐 발끝까지 행복한 에너지 샤워를 한다.

이 에너지는 한없는 긍정과, 무한한 사랑과, 터질 듯한 행복감을 동반한다. 그 에너지는 눈에 보이지 않지만 그녀는 스스로 충분히 느낀다. 그것은 그녀가 내면에서 길어 올린 에너지이다. 평화 에너지, 사랑의 에너지, 감사의 에너지이다. 그녀는 그 에너지가 잔잔한 물결을 이루며 온몸을 관통해 흐르는 것을 느낀다.

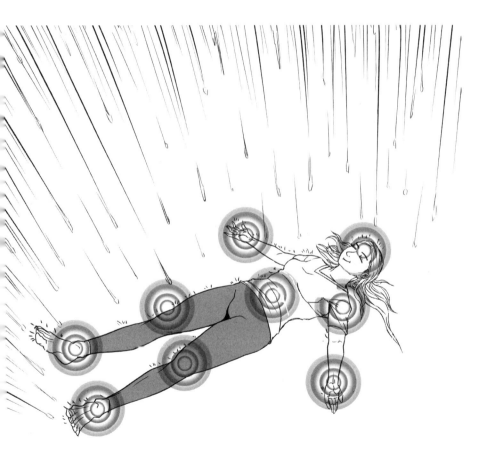

그녀는 조석으로 이런 에너지 샤워를 한다. 잠자리에 누워 잠을 청하기 전에 한 번 하고, 새벽녘 잠에서 깨어났을 때 또 한 번 한다. 이런 샤워는 물 샤워에 비할 바가 아니다. 물 샤워는 몸에 묻은 때나 땀을 닦아 내는 데 불과하지만, 에너지 샤워는 온몸에 찌든 피로와 스트레스를 한꺼번에 몰아내어 그 성질과 차원이 다르다. 60조 개의 세포를 사랑과 평화와 긍정의 에너지로 씻어 내니 조화로운 건강이 도모되지 않을 수 없다.

과거에 채 씨는 재생불량성빈혈 환자였다. 골수에서 적혈구, 백혈구, 혈소판 등이 사라지고 대신 그 자리를 지방이 메워 목숨이 경각에 달해 있었다. 그런 상황에서 그녀가 배운 것이 마음약 복용법이었다. '전율'과 '뜨뜻한 느낌' '약손' 등의 마음약을 적용하다가 마침내 자기 나름의 '행복 에너지' 샤워법을 터득하기에 이르렀다.

채 씨는 기도에 깊이 들어간 상황에서 마음약을 복용하기 때문에 남들보다 약발이 잘 듣는 편이다. 기도를 깊이 한다는 것은 태초건강법 관점에서 살펴보면 이완을 능숙하게 한다는 것과 다름없다. 이런 정신 자세를 토대로 마음약을 운용하면 효과가 극대화될 수밖에 없다.

그녀는 행복 에너지 샤워를 시작한 뒤로 건강이 매우 좋아졌다. 목숨을 위협하던 재생불량성빈혈 증세도 다스려졌다. 이 고질병이 그녀의 몸을 완전히 떠난 것은 아니다. 하지만 긍정 에너지가 날마다 물결처럼 전신을 관통하기 때문에 난치병이 더 이상 발호하지 못한다. 그녀는 병원 치료는 더 이상 필요 없게 되었으며, 날마다 행복 에너지 샤워로 병원 약과 치료를 대신하고 있다.

이 같은 행복 에너지 샤워는 그녀가 아니더라도 태초건강법을 능숙하게 실천하는 이들이라면 일상적으로 활용할 수 있다. 깊은 이완을 통해 내면으로 들어간 뒤 이런 저런 마음약을 복용하면 잔잔한 시냇물 같은 치유 에너지가 전신을 관통한다. 정성을 기울여 초빙하면 귀빈은 반드시 나타나게 되어 있다.

사례 4 꿈결 같은 몰입

중소기업 사장인 장기판 씨(59세)는 어렸을 적 죽음의 고비를 넘겼다. 초등학교 5학년 때 복수가 차올라 숨을 쉬기조차 어려웠다. 작은 시골 마을에서 가난하게 살던 시절이라 도시에 나가 치료받는다는 것은 생각조차 하기 어려웠다. 돌이켜보면 그때 자신은 췌장암이나 간암 말기여서 이미 저승 문턱에 절반쯤 들어서 있었던 것 같다고 했다. 기운이 다 빠져나가고 어지럼증이 극에 달해 혼수상태에서 헤어나지 못하는 날들이 이어졌다.

그 무렵 어머니가 시골 교회를 지극정성으로 오가며 아들의 치유를 기원했다. 그가 기운을 차리게 하려면 단백질 음식을 보충해 줘야 하는데, 농가에는 토종닭 한 마리조차 없었다. 어머니는 매일같이 논두렁에 나가 개구리를 잡아 왔다. 개구리의 뒷다리를 정성껏 삶아 아들에게 먹이면서 기운을 차리게 했다.

어머니는 개구리 배처럼 볼록히게 솟은 그의 배를 문질러 주며 눈물을 훔쳤다. 어머니는 중얼거렸다. "내 손이 약손이다. 이렇게 문질러 주면 나을 거야." 그러면서 어머니는 기도하고 또 기도했다. 하나님께 매달려 아들을 살려 달라고 절절하게 애원했다.

그는 어머니의 정성에 감동했다. 어머니의 약손이 복부에 닿아 정말로 병을 고쳐 주고 있는 것으로 철석같이 믿었다. 그는 끊임없이 이어지는 어머니의 기도 소리를 들으며 한없이 깊은 내면으로 몰입해 들어갔다. 그 과정에서 어떤 신성한 힘이 자신의 육체에 깃들어 병을 물리쳐 주는 것을 상상했다. 초월적이고 성스러운 힘이 어머니의 기도 소리를 따라 뭉게구름처럼 피어나 자신의 몸 안으로 스며드는 것을 상상하고 또 상상했다.

여름 한철 그런 생활을 반복하다 보니 어느 날부터 아픈 증세가 서서히 완화되는 것을 느낄 수 있었다. 통증 경감과 더불어 볼록하던 배도 시나브로 잦아들었다. 마음의 심연으로 가라앉아 꿈결처럼 몽롱한 기분에 젖어 있다 보면 어느 순간 환희심이 온몸을 휘감았고, 복부 깊숙한 곳에서 생기가 솟구쳐 오르기도 했다. 그런 과정을 거쳐 그는 원기를 회복하고 제정신을 차렸다. 복수가 다 빠져나가 건강이 정상으로 돌아온 것이다.

"그때 주위 도움으로 대처에 나가 큰 병원에서 치료받았더라면 오히려 건강을 회복하지 못했을 것 같습니다. 복수가 차오르면 현대의학으로도 대책이 없잖아요?"

장 씨는 확신에 찬 음성으로 필자에게 이렇게 말했다.

그는 어렸을 때의 경험을 바탕으로 요즘도 심신이 피곤하거나 병이 생기면 꿈결처럼 깊은 심연으로 몰입해 들어간다. 그가 즐겨 유도하는 치유 에너지는 '신성'이다. 장 씨는 잔잔한 기쁨 속에, 그리고 긍정적이고 한없이 감사하는 마음으로 신성을 초빙한다. 그러면 초월적이고 초자연적인 그 에너지가 밀밀하게 내면에 들어온다. 그는 한없는 온유함과 감사함 속에 그 에너지가 고무풍선처럼 부풀어 충만해지도록 기원한다. 그리고 종내에는 그렇게 커진 신성의 힘으로 몸 안의 탁기와 사기를 몰아내고 건강을 되찾는다.

사례 5 자율적인 진동

필자가 아는 어느 한의사는 '진동'을 통한 질병 퇴치에 관심이 많다. 그는 일상적으로 진동 마음약을 먹는다. 내부에서 자율적으로 진동이 일어나게 하는 것이다.

그는 환자가 없는 틈을 타 진료실 안락의자에서 일을 벌인다. 몸에 진동약을 부여할 때는 심신을 다 내려놓고 최대한 편안한 상태에서 작업을 한다. 진동이 유도되면서 그의 몸은 사시나무 떨 듯 떨린다. 양무릎과 허벅지가 사정없이 부딪치고, 두 팔이 정신없이 돌아간다. 고개도 계속해서 흔들흔들한다. 심지어는 의자에서 일어나 펄쩍펄쩍 뛰기도 한다.

그 모습을 바라보노라면 마치 어느 이상한 사람이 정신 줄을 놓고 부들부들 떨거나 펄쩍대고 있는 것만 같다. 그러나 그는 정신이 온전한 사람일뿐더러 현역 의사다. 그는 멀쩡한 정신 상태로 그 일을 벌이고 있는 것이다. 그는 억지로 몸을 비틀고 있는 게 아니다. 다만 심신을 충분히 내려놓고 진동을 유도했을 뿐이다. 그에게서 나오는 모든 희한한 동작은 자율적으로 일어나는 것들이다. 치유에 도움을 주기 위해 저절로 나타나는 몸동작들이다.

그는 협심증과 발기부전 소인이 있는 사람이다. 한의사이지만 그것을 한의학적 방법으로 해결하지 못했다. 좋은 한약도 많이 다려 먹고 제 몸에 스스로 침도 무수히 놓았지만 근본적인 치료가 되지 못했다. 그는 고민을 거듭하다가 태초건강법의 세계에 발을 들여놓게 되었다.

그가 발기부전 해소를 위해 진동을 유도할 때는 더욱 희한한 광경이 벌어진다. 진료실 바닥에 누운 그의 배가 역(逆) '브이(V)' 자로 꺾여 솟구친다. 양어깨와 양다리가 사시나무 떨 듯 떨리고, 복부가 봉긋이 올라오는 것은 정녕 진풍경이다. 그는 그런 자세로 무려 20~30분을 버틴다. 그의 이마에서는 식은땀이 사정없이 흘러내린다.

작업을 마치고 현실로 돌아오는 그는 진료실에 일어나 앉아 날숨을 길게 쉰다. 그때 참으로 놀랄 만한 풍경이 시선을 잡아끈다. 그의 페니스가 불끈 치솟아 바짓가랑이를 밀어내고 있는 것이다.

"보세요. 보통 때는 발기부전인데, 진동이 자율적으로 일어나 한바탕 휘저으면 얘가 이렇게 고개를 휙 들어요."

그는 이렇게 말하면서 입가로 너털웃음을 흘렸다.

이처럼 자율적으로 일어나 외부로 드러나는 몸동작은 아무에게나 흔히 일어나는 현상이 아니다. 진동 마음약을 복용해도 나타나는 결과는 사람마다 각양각색이다. 이 한의사와 정반대로 내면에서 곱디고운 진동만 일어나는 사람도 있다. 겉으로는 알 수 없지만 이런 경우도 상당한 치유 효과가 뒤따른다.

제 **5** 장

치유 대화 &
투병 수기

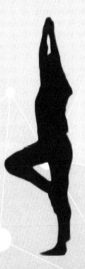

치유 대화

• 췌장암 환자

그는 내가 직장생활을 할 때 사장으로 모시고 함께 근무한 적 있는
사람이다.

모 신문사에서 논설위원으로 재직 중이던 어느 날, 그가 사장으로
부임해 왔다. 취임식 자리에서 처음 대면하던 순간 나는 그의 모습에
깜짝 놀라고 말았다. 너무나 마른 체형인 데다 안색조차 중증 환자처
럼 파리했기 때문이다.

근육과 뼈마디가 너무나 많이 소실되어 양복이 몸에 헐렁하게 걸쳐
져 있었고, 악수를 위해 내민 손마저 피골이 상접해 처참한 느낌을 떨
칠 수 없었다.

그 후 나는 시일이 지나면서 직원들로부터 그의 건강에 대한 이야기를 전해 들을 수 있었다. 그는 얼마 전 췌장암이 발견돼 큰 수술을 받았다는 것이었다. 너무 악화한 상태에서 수술을 받았기 때문에 오래 살기 힘들다는 얘기도 들려왔다.

나는 맡은 업무가 신문의 사설을 집필하는 것이었기 때문에 수시로 그와 마주 앉아 사설의 논조를 상의하곤 했다. 그럴 적마다 늙은 오이처럼 여윈 그의 모습에 안쓰러운 느낌을 갖지 않을 수 없었다. 나는 기회가 되면 전격적인 마음치유 기법을 전수해야겠다고 생각하며 그에 대한 측은지심을 키워 나갔다.

그러던 어느 날 그의 방에서 그와 건강에 관한 이야기를 주고받을 기회가 있었다. 그는 병원 치료 대신 스스로 마음의 작용으로 병을 물리칠 수 있다는 나의 말에 귀를 쫑긋 세우며 다가섰다.

"그게 뭡니까? 마음으로 병을 고치다니요."

"병원 치료는 물리적 방법이잖아요. 주사를 놓든가, 수술을 하든가, 약을 먹게 하는……. 말하자면 몸 치료를 타율적 방법에 의존하는 것이지요. 이와 달리 자율적 방법으로 병을 고칠 수 있는 길이 있습니다. 결과도 혁명적일 수 있지요."

"자기 몸을 자기가 고칠 수 있다는 얘기네?"

"그렇습니다. 태초에 천지가 생겨나고 인간의 육체가 설계될 때부터 그 안에 병이 나면 스스로 고칠 수 있는 프로그램이 내장돼 있었습니다. 그걸 꺼내 운용하는 겁니다."

순간 그의 눈동자가 반짝였다. 그는 나의 말에 바짝 끌려오고 있었다.

환자들은 이 대목에서 통상 두 부류로 나뉜다. 내 말을 신뢰해 큰 호기심을 안고 다가서는 이들이 있는가 하면, 반대로 불신해 한쪽 귀로 흘려버리는 사람들도 있다.

후자에게는 아무리 정성을 다해 설명해도 효과가 나타나지 않는다. 반면 전자는 지극정성으로 설명하면 마음치유의 이치를 터득해 이를 몸 고치는 의술로 훌륭히 활용할 수 있게 된다.

그는 전자에 해당하는 사람이었다. 병원 수술로도 생존을 담보할 수 없는 절박한 상황이었기에 그가 내게 갖는 관심은 지대했다. 그날은 마침 회사 일이 한창인 상황이어서 대충 대화를 끝내고 우리는 다음 기회에 좀 더 진지하게 대화를 이어 가기로 했다.

며칠 후 그는 회사 인근의 조용한 음식점으로 나를 불러내었다. 그 자리에서 나는 태초건강법을 담은 나의 소책자를 한 권 건네주며 장장 세 시간에 걸쳐 그에게 방법을 자세히 전달해 주었다. 나로서는 혼신의 힘을 다해 기술을 전수해 준 것이다.

그날 내 상담의 골자는 이러했다.

• 암은 '삐딱선'을 탄 에너지가 몸에 걸려 있는 것이다. 건강에 마이너스 역할을 하는 부정적 에너지이다. 이런 에너지는 신체 이완을 충분히 해 주면 의외로 기세가 툭 꺾인다. 마치 허리가 꺾여 힘을 못 쓰게 된 사람처럼.

  그러므로 이완을 해 주고 또 해 주어 녀석의 기세를 약화하는 일이 매우 중요하다.

• 이완을 통해 기운을 꺾은 다음 그 자리에 좋은 마음약을 부여한다. 암은 얼음

덩이와도 같은 차가운 에너지이다. 따라서 뜨뜻한 느낌의 마음약을 적용하면 효과적이다. 뜨뜻한 느낌이 꾸역꾸역 밀려들어 가 암 부위를 감싸는 상상을 한다. 온감(溫感)이 약손 형태로 다가가 어머니의 자애로운 손길처럼 위무하는 상상을 하면 더욱 좋다. 한 걸음 더 나아가 그런 약손이 진동을 타 꿈틀거리도록 하면 치유 효과가 극대화될 수 있다.

물에 빠진 사람이 지푸라기를 잡는 격이었을까. 그는 다급한 만큼 진도가 획기적으로 빨리 나갔다. 그는 내 책을 여러 번 통독하고는 집에서 실천에 들어가 이틀 만에 몸에서 진동이 일어나는 것을 체험한 것이다.

진동은 복부 깊숙한 안쪽 췌장이 자리한 부근에서 일어났다고 했다. 마치 어떤 강력한 손길이 복부 깊은 부분을 확 그러쥐었다 놓았다 하는 특이한 형태로 나타났다는 것이다. 진동은 너무나 강력한 형태로 발현돼 숨이 턱턱 막힐 지경이었다고 했다.

그런데 신기한 일은 그렇게 강력한 움직임이었지만 기분은 매우 좋더라는 것이었다.

"뭐랄까. 마치 이 작업이 다 끝나고 나면 병이 확 나아 버릴 것 같은 기분이었다고나 할까. 하여튼 몸이 상쾌해지고 복부에서 힘이 불끈불끈 솟아오르는 것이었지 뭐요?"

그는 이렇게 희소식을 전하면서 입가로 맑은 미소를 머금었다. 나는 그의 미소 언저리로 생기가 성큼 다가와 있는 것을 여실히 확인할 수 있었다. 며칠 전만 해도 병색이 파리하게 감돌던 것과 대조되는 현상이었다.

그 후 그는 거실에서 텔레비전을 시청하다가 심심하면 부인에게 한마디 건네곤 했다.

"나 안방에 들어가서 진동을 좀 불러 볼게."

그의 말에 부인은 빙긋 웃으며 화답하곤 했다.

"그러세요."

무엇을 한다는 것인지 너무나 잘 아는 까닭이다.

그는 안방에 들어가 침대에 몸을 편히 뉜다. 그러고는 전신이 몽롱해지도록 이완을 하고 진동을 부른다. 그러면 진동은 병마가 침범한 췌장 부위에 우선적으로 강력하게 달라붙는다. 그는 진동이 엄청난 치유 작업을 행하는 것을 '마음의 눈'으로 조용히 지켜본다.

일정 시간 그렇게 진동 치유를 진행하다가 웬만큼 되었다 싶을 때 작업을 중단하고 현실로 돌아온다. 안방에서 거실로 나오면 얼굴에 화색이 만연한 그를 보고 부인은 기뻐 어쩔 줄을 모른다. 그 후 그의 건강이 현격하게 회복된 것을 알고 그보다 정작 더 기뻐한 것은 그의 부인이었다.

사장은 내가 그의 방에 들를 때마다 내 손을 부여잡고는 고마워 어쩔 줄을 몰라 했다.

그러는 동안 직장에서는 직원들 사이에 전에 없던 말이 나돌기 시작했다. '우리 회사 사장님 얼굴색이 몰라보리만큼 훤해졌다'는 얘기였다.

그와 함께 직원들은 서로 수군거렸다. '아마도 우리가 사업을 잘해 경영 성과가 좋게 나와서 그런 게 아닐까. 스트레스가 없어져서 말이야.' 대충 이런 대화들이었다.

나는 그들의 이야기를 귓등으로 흘리며 배시시 웃을 수밖에 없었다.

안타까운 일이지만 그는 몇 년 후 유명을 달리했다. 사인은 췌장암이 아니었다. 췌장암은 그의 통제 범위 안에 들어가 있어서 더 이상 그의 건강을 추락시키지 못했다. 급성 폐렴이 그의 폐를 공격해 그를 갑자기 저 세상으로 향하게 만든 것이었다.

사람이 죽을 운명이면 결국 죽게 되는 것인가.

나는 오래도록 허탈감을 떨쳐 버릴 수 없었다.

● 관절염 환자

박일혁 씨(66세)는 얼핏 보기에도 매우 병약해 보이는 체형의 소유자였다. 몸매가 가늘었고, 어깨가 다소 굽었으며, 평소 걸음걸이에 힘이 없어 보였다. 그는 나의 절친이었으므로 나는 그의 건강 상태를 비교적 소상히 아는 처지였다.

그는 근골격계가 전반적으로 약했다. 관절염 증세가 팔꿈치를 비롯해 무릎, 발목, 심지어 발가락에까지 나타나 있었다. 걸을 때 오른쪽 발가락부터 시작해 발목과 무릎에까지 통증이 올라와 고통받고 있었다. 더구나 오른쪽 팔꿈치 통증까지 겹쳐 그는 좋아하던 골프마저 포기하고 지내는 형편이었다.

어깨는 왼쪽으로 오십견에 석회화건염마저 겹쳐 역시 생활에 큰 불편을 느끼고 있었다. 또 목과 허리 디스크로 인한 통증으로 매일 고통스런 삶을 이어 가야 했다. 병을 고치기 위해 정형외과 병원을 제 집 드나들 듯했으나 별달리 차도가 보이지 않았다. 침술원도 찾아다녔으나 침 치료로 통증이 빠지는 듯하다가 다시 생기곤 하여 고민이 깊어졌다.

게다가 약한 심장 기능으로 인한 고지혈증과 고콜레스테롤혈증(LDL)으로 약을 달고 살아야 했다. 과민성대장염으로 매일같이 설사 비슷한 묽은 변이 나와 몸에 살이 붙을 겨를이 없었으며, 치질이 심해 수술을 고민해야 하는 처지였다.

그 무렵 나는 태초건강법을 완전히 터득해 그동안 끈질기게 따라다니던 여러 가지 난치병을 통제하고 있었다. 건강에 대해 전에 없던 자신감을 지니고 있었고, 병원에 가지 않고도 내게 내재한 자율적 치료 프로그램으로 질병을 고칠 수 있다는 사실로 굉장한 흥분을 느끼고 있었다.

나는 콜럼버스의 신대륙 발견만큼이나 신선한 이 건강법을 절친에게 전수해 주기로 마음먹고 그에게 접근해 대화를 시도했다. 그런데 그는 무슨 황당한 얘기냐는 듯 의심 어린 시선으로 나를 바라봤다. 나는 내심 당황했지만 겉으로는 침착성을 잃지 않으려 애쓰며 정성을 다해 설명을 마무리했다.

이 같은 썰렁한 반응은 환자들로서는 당연한 것이다. 어릴 적부터 '병이 나면 병원 가서 치료받아야 한다'는 말을 귀에 못이 박히게 들은 탓이다. 물질인 육체의 질병은 약이나 의료도구 등을 사용해 치료해야 한다는 고정관념이 뇌리에 박혔으니 마음치유 어쩌고 하는 말이 제대로 이해될 리 만무한 것이다.

그는 그래도 나의 절친이었으니까 그나마 그만큼 들어준 것이다. 잘 모르는 사람들에게 이런 말을 했다간 '그래서 어쨌단 말이냐?' 하며 심드렁한 반응을 보이는 경우가 허다하다. 더구나 환자가 원해서 나를 찾아온 경우라면 그래도 덜하지만, 내가 환자를 찾아가 설명할 때는 썰렁한 반응을 보이는 경우가 다반사다.

나는 첫 대화는 그런 모양새로 어색하게 끝났지만 그것으로 포기하지 않았다. 다음 기회에는 생각을 좀 더 잘 정리해 두었다가 그를 상대해 보기로 했다.

집에 돌아온 나는 곰곰 생각한 끝에 태초건강법을 담은 소책자를 만들어 이를 바탕으로 대화하면 좀 더 효과가 날 것이란 판단을 하기에 이르렀다.

사실 일반인들은 마음이란 비물질적 수단을 통해 치유를 달성한다는 데 대해 선뜻 동의하지 못한다. 눈으로 확인할 수 있는 물질적 수단이 없으면 아무리 훌륭한 내용이어도 통하지 않는다. 따라서 나도 환자의 치유를 촉진하기 위해 꾀를 내는 수밖에 없었다.

두 번째 대화의 자리에서 소책자를 건네주자 그는 그것을 받아 들고 내용을 살피기 시작했다. 내 판단은 적중했다. 그는 그 내용에 시나브로 빠져드는 모습이었다.

"이게 지난번 설명해 준 그 건강법입니까? 책으로 보니까 왠지 좀 실감이 가네요."

"간단하게 정리한 거니까 집에 가져가서 자세히 읽어 보세요."

"아휴, 감사해요. 나를 위해 이렇게까지 해 주니…….."

"별 말씀을요. 아무튼 병원에서 고치지 못한 것을 이 방법으로 많이 해결할 수 있으니까 관심을 가져 보세요. 돈도 한 푼 들어가지 않는 방법이에요."

"예, 한번 실천해 볼게요."

그는 책자를 가져가 거기에 적힌 대로 실행해 보았다고 나중에 말했다. 이 건강법을 터득하면 엄청난 능력이 생겨서 몸에 발생하는 병을 스스로 다스릴 수 있다는 내용에 호기심이 들더라는 얘기였다.

그런데 웬일인지 여러 날 동안 시도해도 아무런 느낌을 가질 수 없었다고 했다. 그래서 일주일 만에 의욕을 상실한 채 포기하고 말았다고 했다. 나는 안타까움을 금할 수 없었다.

그 후에도 나는 그를 만날 때마다 태초건강법에 대해 강조했다. 그러나 그는 자신에게는 해당되지 않는 건강법이란 생각이 들었는지 내 말을 한쪽 귀로 흘려듣는 모습이었다.

나는 다시 꾀를 냈다.

'물질적이고 가시적인 방법에 익숙해진 환자에게는 그와 비슷한 방법으로 더욱 접근해야 한다. 그가 이해할 수 있는 방법을 다시 찾아 상담해 줘야 한다.'

마침 그 무렵 어느 환자가 나의 지도로 진동요법을 터득해 여러 가지 난치병을 한꺼번에 통제하는 일이 발생했다. 나는 그 환자가 내 앞에서 진동을 시연할 때 그의 모습을 스마트폰으로 동영상 촬영을 해 두었다. 이 동영상이 절친에게 도움이 될 수 있으리란 확신과 함께.

동영상 속에서 환자는 매우 감동적인 동작을 연출했다. 목디스크를 고치느라 머리가 들썩이는가 하면, 골다공증을 치유하는 과정에서 추리닝 바지가 부르르 떨리는 장면이 연출되기도 했다. 이는 환자가 삭위적으로 한 것이 아니다. 몸을 우주 대자연에 철저히 맡긴 채 이완할 때 다가오는 자율적인 떨림 현상이다. 이 같은 진동을 지속하면 웬만한 난치병은 저절로 통제된다. 이것이야말로 내게 내재된 자율적 치유 프로그램의 가동이다.

아니나 다를까. 절친은 동영상 장면을 들여다보고는 크게 감탄했다.

"이게 정말 저절로 일어나는 치유 현상이란 말이지요? 저절로요?"

"그렇다니까요. 이런 치유의 힘은 모든 인간에게 내재해 있어요. 다만 사람들이 그걸 꺼내 운용하지 못할 뿐입니다. 안타까운 일이지요."

"세상에! 기적 같은 일이네."

"기적이 아닙니다. 현실에서 누구나 추구하면 이룰 수 있는 일입니다. 그런데 사람들은 이런 걸 하려고 하지 않아요. 병이 나면 병원에 가서 고쳐야 한다는 고정관념 때문이에요. 태초에 하느님이 병이 나면 스스로 고칠 수 있는 역량을 우리 몸 안에 넣어 주었는데, 그걸 꺼내 쓸 줄 모르니 답답해요. 물질적 치료만이 능사는 아닙니다. 마음 치유의 효과가 물질 치료를 능가해요."

"참으로 놀랍네요. 이런 세계가 있었다니, 감격입니다."

그는 대화를 마치고 돌아간 뒤 태초건강법에 더욱 깊이 빠져들었다.

안타까운 일은 그런 정성에도 불구하고 그에게 이 건강법의 물리가 쉽게 터득되지 않은 것이다. 그는 날마다 잠자기 전과 잠에서 깨어났을 때 이 건강법을 시도했지만 긴가민가하기만 할 뿐 결정적인 작동은 일어나지 않았다. 나는 다시 고민에 빠질 수밖에 없었다.

궁하면 통한다고 했던가. 나의 고민을 덜어 줄 묘책이 떠올랐다. 나는 다른 환자의 사례를 다시 한번 그에게 전해 줘야겠다고 생각했다.

그 사람은 현역 피부과 병원 의사다. 나의 지도 덕분에 최근 태초건강법을 비교적 빠르게 터득했다. 그 뒤 그의 건강은 눈에 띄게 달라졌다. 목, 허리 디스크 증세가 완화되고 하복부 냉증이 빠져나갔다. 어깨

통증도 많이 줄어들었다. 그 의사는 그런 일이 있고 나서 내게 전화를 걸어 왔다.

"이거, 참 대단한 건강법이네요. 마치 건강로또에 당첨된 기분입니다!"

난 의사의 이 말을 그에게 그대로 전해 주었다.

"현역 의사가 감탄 끝에 전해 준 말입니다. 그러니 믿고 더 실천할 필요가 있지 않겠어요?"

내 판단은 적중했다. 의사의 입에서 그런 말이 나왔다는 사실에 그는 크게 고무되는 듯했다. 그래서 집에 돌아간 그는 한 번 더 진지하게 시도해 봐야겠다고 마음먹기에 이르렀다.

그는 전에 실패한 원인이 무엇인지 곰곰 생각해 본 결과 마음으로 집중하는 노력이 부족했음을 깨닫게 되었다. 그래서 잠자기 전에 편한 복장을 하고 몸을 최대한 이완한 상태에서 오직 마음 비우는 일에 집중했다. 이런 훈련을 지속하다 보니 사흘째 되던 날 밤 무념무상의 상태에서 오른쪽 팔꿈치 언저리에서 강한 진동이 일어났다. 그 당시 오른쪽 팔꿈치는 골프 엘보로 두 달째 병원 치료를 받고 있었다.

그는 처음에는 믿기지 않아 일시적 현상 아닌가 생각하며 반신반의했다. 그런데 다음 날 잠에서 깨어나자마자 전날과 같은 방법을 시도했더니 오른팔과 왼쪽 다리에서 진동이 올라왔다. 그는 너무 기쁜 나머지 내게 전화를 걸어 그와 같은 현상에 대한 내 의견을 구했다.

나는 무릎을 치면서 대답했다.

"그래요! 바로 그겁니다. 드디어 성공했네요!"

"아, 이렇게 하면 성공한 겁니까? 정말요?"

"축하합니다. 이제 본인은 건강의 천군만마를 얻은 것과 다름없어요. 계속 그렇게 실천하시면 됩니다. 건강이 쑥쑥 증진될 거예요."

아닌 게 아니라 그는 그 후 건강이 눈에 띄게 호전되었다. 그가 매일같이 한 일이라고는 그렇게 잠자리에 누워 진동을 부르는 것이었다. 온몸에서 덜덜 떨리는 외적 진동이 나타나 가족이 놀라곤 했다. 그는 병원에도 가지 않았고, 복용하던 약도 끊었다. 그런데도 증상이 점점 개선되는 것을 보고 그는 감탄했다.

그는 그동안 자신을 괴롭히던 골프 엘보가 완치되어 다시금 골프를 치러 다닐 수 있게 되었다. 과민성대장염과 고콜레스테롤혈증도 상당히 개선됐다.

얼마 후 그에게서 다시 전화가 걸려 왔다.

"진동이 계속되기는 하는데, 어떤 한계가 느껴지네요. 관절 깊숙한 데까지는 약발이 잘 들어가지 않는 것 같아요. 그동안 치료가 많이 이뤄졌지만, 다소 답보 상태인 것 같습니다."

환자를 상담하다 보면 이와 비슷한 상황을 설명하는 이들이 종종 나타난다. 이럴 때는 밖으로만 요란하게 표현되는 외적 진동을 내적 진동으로 전환해야 한다. 그래야 약효가 깊숙한 곳까지 전달될 수 있다.

"그렇다면 진동의 방향을 내부로 깊숙이 전환해 보세요. 뼛속이나 내장으로 깊이깊이 들어가게 하는 겁니다. 그러면 효과가 훨씬 높아질 수 있어요."

그는 나의 지적을 그대로 실천했다. 외적 진동을 내적 진동으로 수렴하자 진동이 뼛속으로 쭉쭉 밀고 들어가는 현상이 나타났다. 진동이 밀고 지나갈 때마다 시원한 느낌들이 전달되었고, 관절염으로 인한 통증이 경감되었다고 했다. 궁극에는 뼈마디에서 뼈마디로 진동이 깊숙이 전달되면서 전신의 근골격계 증상을 바로잡아 주는 놀라운 현상이 일어났다.

그 후에도 몇 년간 계속 노력한 결과 그는 요즘 최고의 태초건강법 실천가가 되었다. 그렇다고 해서 아직 질병을 100% 완치한 것은 아니다. 질병의 90% 정도를 자유롭게 다스릴 수 있는 정도에 이르렀다.

인간은 누구나 늙어 가면서 육체가 서서히 무너진다. 그라고 해서 예외는 아니다. 하지만 그는 이러한 건강법을 터득했기에 무너지는 건강을 그때그때 복구할 수 있는 행운아가 되었다.

• 오십견과 이명 환자

한국민 씨(61세)는 잡지사 편집장으로 일하다가 환갑에 정년퇴직하고 새 장가를 간 이색적인 사람이다. 몇 년 전만 해도 그는 골치 아픈 질환을 여러 개 동시에 앓고 있었다. 병원에 가도 잘 치료되지 않는 오십견과 이명을 비롯해 간혈관종, 기립성저혈압, 황반변성 등을 지니고 있었다. 편집장이라면 직업상 날마다 타인의 원고를 들여다봐야 하는데 노안까지 겹쳐 원고를 읽기도 어려운 처지였다. 그는 나를 찾아와 허심탄회하게 질병을 드러내 놓고 조언을 구했다.

한 씨의 질병은 그가 말하기 전에 망진(望診)으로도 대충 짚을 수 있었다. 흑인처럼 거무튀튀한 얼굴에 잔뜩 충혈된 눈동자만으로도 간과 눈의 상태가 좋지 않음을 알 수 있었다. 그는 어깨통증을 해결하려고 오른팔을 자꾸 허공에서 휘젓기도 했다.

나는 그의 질병에 대해 판단한 느낌을 그대로 설명해 주었다.

"간혈관종이 있다는 것은 간 기능이 그만큼 안 좋아졌다는 것입니다. 간 기능이 악화하면 눈에 나쁜 영향을 미쳐요. 그래서 황반변성과 노안이 찾아왔는지도 몰라요. 또 오십견으로 어깨에 염증이 쌓여 있다 보면 그 영향으로 이명이 오기도 해요. 병이 이렇게 여러 가지여도 한꺼번에 잡을 수 있습니다."

"어떻게요? 그게 가능합니까?"

"그럼요. 제가 설명하는 것을 잘 듣고 따라 하기만 하면 돼요."

나는 장장 세 시간에 걸쳐 그에게 태초건강법의 원리와 그 실천 방법에 대해 자세히 안내해 주었다. 나는 그가 최대한 잘 이해하게 하려고 혼신의 힘을 다해 설명해 주었다. 그런데도 그는 잘 알아듣지 못하겠는지, 연신 고개를 갸우뚱거리기만 했다.

나는 이럴 때 헛김이 빠진다. 그렇지만 어찌 첫술에 배부르랴. 더구나 이것은 약이나 주사 등 물질이 아닌, 에너지 세계에 대한 내용이다. 환자는 병이 나면 약이나 주사로 해결하려 했기 때문에 제대로 이해하지 못하는 것이 당연하다. 그러니 환자에게 실망하면 안 된다.

나는 이어서 환자에게 동영상을 몇 편 보여 주었다. 다른 환자들에게 태초건강법을 시연하게 하면서 촬영해 둔 동영상들이다. 동영상 속에서 환자들은 몸 깊은 곳으로부터 진동이 올라와 어깨를 들썩이거나, 다리를 부르르 떨거나, 팔이 길쭉하게 늘어나는 등 이상한 동작들을 나타내었다. 환자는 그런 장면에서 상당히 감동을 받는 듯했다. 그의 눈이 초롱초롱 빛났다.

"이게 어떻게 된 장면입니까? 이 사람들이 일부러 이러는 건 아니겠지요?"

"절대 꾸민 동작이 아닙니다. 몸을 하늘에 맡기고 이완하면 저절로 그렇게 돼요."

"아하, 그래요?"

"나를 철저히 내려놓으면 자신에게 내재한 자율적 치유 프로그램이 작동해요. 이 동영상 속 사람들은 지금 그런 프로그램이 작동해서 병이 저절로 고쳐지는 겁니다. 이렇게 하면 다스려지지 않는 병이 거의 없어요. 직접 경험해 보지 않고는 이 세계를 알 수 없습니다. 그래서 오해하는 사람들이 많아요."

호기심이 가득한 표정으로 보아 그는 이 세계에 바짝 끌려 들어오고 있는 것이 분명했다.

"어떻게 하면 이 사람들처럼 될 수 있어요?"

"지금까지 열변을 토해 가르쳐 드렸잖아요. 그러니 집에 돌아가서 그대로 실천해 보세요."

그는 나와 헤어지면서 다시 한번 고개를 갸우뚱했다. 내용을 이해는 하겠지만 실천 방법이 아득해서 그랬을 것이다.

아니나 다를까, 그 후 그에게서 걸려 온 전화들은 실천의 어려움을 호소하는 내용들이었다. 그때마다 나는 이런저런 힌트를 다시 던져 주며 더욱 분발할 것을 촉구했다. 그는 대충 이완은 하겠는데 진동을 일으키기가 어렵다고 했다. 나는 진동이 어려우면 전율감을 일으켜 보라고 조언했다. 어떤 감동적인 장면을 만났을 때 몸에서 느껴지는 선율감과 유사한 느낌을 말이다. 또 전동차나 버스를 타고 다닐 때 느껴지는 덜컹거림을 몸으로 받아들여 진동으로 수렴하는 것도 한 방법이라고 설명해 주었다.

그렇게 해서 1년의 시간이 지나도록 헛바퀴를 돌리다가 한 씨는 마침내 진동의 세계에 첫발을 들여놓을 수 있게 되었다. 매일 통증이 따라다니던 오른쪽 어깨에서부터 시작해 그 연장선에 있는 오른쪽 뒷목과 머리에서까지 진동이 일어났다. 이후 진동은 간이 자리 잡은 복부에서도 한동안 강력하게 일어났다. 눈에서도 나타났는데, 어떤 힘이 자꾸만 동공을 그러쥐었다 놓았다 하는 형태로 다가왔다고 했다.

"참 신기한데요. 나는 몸을 풀어 헤치기만 했는데 어떤 힘이 다가와서 고장 난 몸을 수리하는 것 같았어요. 그럴 때마다 치료가 되는 걸 알고 너무 기분이 좋았어요."

스마트폰 너머에서 들려오는 그의 목소리는 기쁨과 생기로 가득 차 있었다.

한 씨는 한동안 진동요법에 심취해 지냈다. 그는 낚시광이었는데, 주말 낚시터에서 물에 낚싯대를 드리워 놓기만 하고 내면으로 몰입해 진동을 유도했다. 물고기가 낚싯바늘을 물고 깊은 곳으로 들어가는 바람에 낚싯대가 끌려 들어가도 이를 눈치채지 못하고 진동에 젖어 들었다. 이렇게 하여 비록 물고기는 낚지 못했지만 그보다 더 소중한 건강을 낚을 수 있었다.

사무실에서는 원고를 읽는 틈틈이 내면세계로 들락거리며 진동과의 유희를 즐겼다. 어깨와 척추, 등판, 다리 등을 따라 오르내리는 진동을 느끼다 보면 피로감이 사라졌다. 점심 식사 후 직원들이 커피 마시며 잡담하는 사이에 그는 의자에 몸을 깊이 묻고 오수를 청하는 듯한 자세에서 내면으로 깊이 들어가곤 했다. 진동이 내면에서 꼬무락거리며 돌아다닐 때마다 어떤 환희심을 느꼈다고 했다.

"이보다 더 좋은 취미생활이 또 어디 있겠어요. 행복감을 넘어 환희심이 느껴지는데 덤으로 건강까지 좋아지니. 진동을 시작한 뒤 두 달 정도 됐는데 건강이 눈에 띄게 달라졌어요. 약을 먹은 것도 아닌데……, 허허!"

원고를 읽을 때마다 눈이 항상 침침했는데, 이제는 그런 증상이 없어지고 글자들도 선명하게 보이기 시작했다고 했다. 기립성저혈압 때문에 자리에서 일어날 때마다 현기증이 느껴졌는데, 그런 증세도 사라졌다고 했다. 다만 어깨통증과 이명은 잘 낫지 않는다고 했다.

사실 어깨통증과 이명은 고치기가 쉽지 않은 증세다. 진동 유도 방법을 익히는 등 태초건강법을 연마했더라도 일정 기간 노력하며 자기 나름의 디테일한 방법을 개발해 적용해야 한다. 특히 어깨는 복잡다단한 구조로 돼 있어 여기에 통증이 발생하면 물리치기 쉽지 않다.

그렇지만 방법이 아주 없는 것은 아니다. 나는 그에게 바닥에 반듯이 눕거나 엎드린 상태에서 팔을 360도 각도로 돌려주며 통증을 찾아보라고 했다. 그리고 팔을 돌릴 때마다 나타나는 통증의 자리에 진동이나 뜨뜻한 느낌을 부여해 통증을 밀어내 볼 것을 권했다.

그는 나의 지도를 잘 따라 주었다. 통증이 느껴지는 각도에서 팔의 회전을 정지한 채 진동이나 뜨뜻한 느낌을 부여했고, 그 힘으로 통증을 진드근히 제거하곤 했다. 이렇게 여러 각도에서 통증을 물리치고 이를 반복적으로 실천하자 어깨에 큰 덩어리로 박혀 있던 병증이 확실히 빠져나갔다고 했다. 덕분에 팔이 자유자재로 돌아갈 수 있게 됐다. 또 이런 방법으로 뒷목과 뒤통수의 불편감도 몰아낼 수 있었다고 했다. 그 덕분인지 늘 따라다니던 귓속의 쇳소리도 어느 날부터 사라져 들리지 않게 되었다고 했다.

"그동안 간이 나빠서 술을 거의 못 마셨는데 이젠 제법 마실 수 있는 수준으로 건강이 회복됐어요. 그 전에는 몸이 항상 너무 무거웠는데, 요즘은 날아갈 것처럼 가벼워졌습니다. 이런 일이 가능하다는 게 신기하네요."

"이렇게 좋은 것을 보통 사람들이 몰라 고생하는 게 안타깝습니다. 몸이 회복됐으니 기회 될 때마다 다른 사람들에게 방법을 전파해 주세요. 그게 나에게 받은 고마움을 갚는 길입니다."

"알겠어요. 그렇게 하겠습니다."

그 후 그는 직장생활을 몇 해 더하다가 정년퇴직했다.

오랜만에 만난 그는 웬 젊은 여자를 함께 데리고 나왔다. 자기 아내라고 소개했다.

"몇 달 전에 새 장가 갔어요. 이전 아내와는 성격이 맞지 않아 오랫동안 별거하다가 헤어졌습니다. 이 여자는 동남아 사람입니다."

"동남아라면, 어느 나라?"

"베트남입니다. 스무 살이에요."

"……."

나는 당황하지 않을 수 없었다.

"이 여자 분이 스무 살이라면 본인과 40살 차이 난다는 얘긴데?"

"가능하냔 질문이시지요? 물론 가능하니까 이렇게 결혼했지요,"

얘기인즉, 태초건강법 실천을 일상화하다 보니 건강이 획기적으로 증진됐고, 정력도 예전과 달리 꿈틀거리게 됐다고 했다. 그런데 동남아 여성들은 스무 살만 넘어도 피부가 거칠어지는 등 늙기 시작한다고 했다. 유전적 요인 때문인지, 아니면 열악한 의료 환경이나 부족한 영양가 때문인지 알 수 없으나 여하튼 현실이 그렇다고 했다. 그러다 보니 실제 나이는 크게 차이 날지언정, 생체 나이는 그렇게 큰 차이가 나지 않는다는 것이었다. 여자 부모도 기꺼이 동의했기에 별다른 어려움 없이 혼인할 수 있었다고 했다.

나는 태초건강법이 초래한 '좋은 부작용' 사례를 눈앞에서 그대로 확인하고는 실소를 금할 수 없었다.

한 씨는 그 사이에 치유 에너지를 일으키는 역량이 더욱 높아져 있었다. 온몸 구석구석으로 진동과 묵직한 기운을 꾸물꾸물 몰고 다니는 일을 일상화하고 있다는 것이다. 이 정도 역량이면 질병은 감히 그에게 범접하지 못한다. 식사만 적절히 해 주고 운동을 함께해 주면 아파서 병원 갈 일이 거의 없게 된다.

나이 들면 밤잠이 줄어들어 고생하는 이들이 많다. 젊을 때와 달리 멜라토닌 분비량이 감소한 데다 의식이 계속 살아 있어 잡생각이 꼬리를 물고 떠오르기 때문이다. 그도 이 건강법을 익히기 전에는 밤에 잠이 잘 오지 않아 이튿날 피로감을 많이 호소했다

그런데 이 방법을 배운 덕택에 잠도 잘 온다고 했다. 구체적으로는 잠자리에 누워 몸과 등판 전체에 기지개를 켤 때의 느낌과 함께 뜨뜻한 기운을 부여하는 것이다. 이렇게 하면 전신 이완의 효과와 더불어 등판이 따뜻해지며 잡생각의 고리가 차단돼 자연스레 수면이 유도된다고 한다.

덕분에 요새는 누우면 언제 그랬는지 모르게 잠들고 수면 시간도 너무 길어져 문제라며 그는 너털웃음을 지었다.

● 암 수술 환자들

필자가 만난 암 환자들 가운데 인상적인 사람들이 둘 있다. 그들 모두 병원 수술 후 다른 좋은 치료 방법이 없나 알아보다가 나를 만나 대화하게 되었다.

그중 한 사람은 40대 여성이다. 그는 초기 유방암 수술을 받은 후 회복하는 단계에 있었다. 나는 그녀를 오래전부터 알고 있었다. 신문사 교열부 기자인데 머리가 명석하고, 성격이 매우 꼼꼼하며, 일 처리가 거의 완벽한 여성으로 정평이 나 있었다.

교열부의 다른 기사들은 취재기자가 넘긴 기사의 오탈자나 잘못된 문장을 바로잡지 못하는 경우들이 있는데, 그녀에게는 이 같은 일이 용납되지 않았다. 그녀의 손길을 거치면 언제나 완벽한 문장의 기사로 다듬어졌다. 그래서 데스크도 그녀의 능력을 매우 신뢰하고 있었다.

그녀는 내성적인 성격이지만 항상 미소를 잃지 않으려 애쓰며 지냈다. 언제나 동료 등 주위 사람들을 먼저 배려하는 아량을 보였다. 화를 낼 법한 상황에서도 결코 화내는 법 없이 갈등을 스스로 삭이곤 했다. 주위 사람들은 성격이 너무 좋다며 칭찬을 아끼지 않았다.

그런 그녀가 유방암 진단을 받고 수술까지 하는 신세가 되자 동료 기자들과 데스크가 모두 놀라고 말았다. 하필 왜 그렇게 천사 같고, 일 잘하기로 정평 난 직원에게 무서운 병이 발생했나 하는 눈치들이었다.

하지만 나는 결국 올 것이 오고야 말았구나! 하는 생각이 들었다. 왜냐하면 그녀는 암이 발생하기 좋은 성격과 기질을 그대로 지니고 있었기 때문이다.

완벽하고 꼼꼼한 성격은 거의 필연적으로 교감신경을 항진시키는 결과를 가져온다. 항진된 교감신경으로 인해 스트레스와 긴장감이 제대로 해소되지 못한다. 화가 날 상황에서도 갈등을 삭이고, 어려움 속에서도 언제나 미소를 잃지 않으려 애쓰는 것은 스트레스를 계속 쌓아 놓는 꼴이다. 이를 풀지 못한 상태에서 연거푸 스트레스가 쌓이면 육체는 반드시 고장이 나게 되어 있다.

그녀는 병원 치료를 통해 암을 성공적으로 해결할 수 있을 것으로 믿고 있었다. 그러나 나의 관점에서는 그녀의 불행이 완전히 종식된 것으로 보이지 않았다. 그녀는 성격과 생활방식을 바꾸지 않는 한 암이 재발할 수 있다. 나는 언제나 부교감신경이 우위를 점하는 생활을 해야 한다고 충고해 주었다.

"세상을 너무 좋게 만들려 하고, 모든 것을 다 삭인 채 미소로 화답하려고만 하면 병마에게 자기 인생을 내어 줄 수밖에 없어요."

나의 이 말이 어디까지 영향을 미쳤을지는 알지 못한다. 다만 나는 그것이 긍정적 결과를 가져오기만을 바라고 있을 뿐이다.

또 다른 이는 50대로, 직장암 수술을 받은 남성이다. 직장을 모두 들어내었고, 확실한 대응 차원에서 대장도 6㎝ 정도 잘라 냈다. 또 항암 치료를 여러 차례 받았다.

"아휴, 생각만 해도 진저리납니다. 항암 치료 받으러 병원에 가면 치료받기 전부터 구역질이 올라와요. 치료받고 나면 구역질이 말도 못하게 심해져요. 징글징글합니다. 그렇게 치료받느라 체중도 10㎏이나 내려갔어요. 하여간 항암 치료 다시 받으라고 하면 차라리 죽어 버릴 생각입니다."

그 말을 찬찬히 듣고 있노라니 얼마나 힘들었을는지 가히 상상하고 남을 만했다. 수술이나 항암 치료 없이 마음의 작용만으로도 암을 몰아낼 수 있는데 왜 사람들은 이 방법을 찾지 않고 이 환자처럼 고생을 사서 하나, 하는 안타까운 마음도 일어났다.

그는 말하는 내내 얼굴이 잔뜩 일그러지고 긴장해 있었다.

그 후에도 나는 건강 상담 문제로 그를 여러 차례 만나게 되었다. 그럴 적마다 그의 안면에는 긴장감이 한가득 감돌곤 했다. 나는 그러한 긴장감이 그의 질병 원인이 되었을 것으로 추측했다.

어느 날인가는 그가 친구를 한 명 데리고 왔다. 우연히 친구를 따라오게 됐다는 그는 알고 보니 환자와 죽마고우 사이였다. 그런데 그 친구가 환자를 가리키며 하는 말이 의미심장하게 들렸다.

"이 친구, 학교 다닐 때부터 아주 똑똑해서 일등을 거의 놓치지 않았어요. 일등을 하지 못하면 스스로 달달 볶는 성격이에요. 지금까지 인생을 그런 식으로 살아왔어요."

"사회생활은 어떻게 했어요?"

내가 환자에게 질문하자, 환자가 대답했다.

"건설회사 다녔는데, 1년 365일 집에서 편히 쉬어 본 적이 없어요."

"그렇게나 바빴습니까?"

친구가 끼어들었다.

"이 사람은 진짜 일 중독자예요. 아니, 출세에 미쳤던 거지요. 가족도 팽개치고 일만 해 댔으니, 원 참! 막상 쉬는 날이 와도 쉴 줄을 몰라요. 지금도 이 표정 보세요. 신경이 곤두서 있는 표정이잖아요. 이 사람, 항상 이래요. 이게 병이에요."

아닌 게 아니라 그 상황에서도 환자는 뭔가 마음을 조이고 정신을 바짝 차린 상태로 앉아 있었다. 이완을 통한 마음 치유의 길을 찾아온 사람치고는 정반대의 자세를 연출하고 있었던 것이다. 그의 친구가 환자의 결점을 정확하게 짚어 내고 있었다.

나도 같은 시각으로 그의 문제점을 지적했다. 방임해야 한다, 긴장 감을 내다 버려야 한다, 우월감과 경쟁 욕구를 내려놓고 자기 마음을 움푹 꺼지게 해야 한다, 그래야 새 생명의 사닥다리를 올라갈 수 있다. 이렇게 컨설팅하고 있는 순간도 그는 마음을 제대로 내려놓지 못하고 있었다.

이 두 사례는 서로 상이하지만 공통점이 있다. 연일 이어지는 긴장 감이나 스트레스로 교감신경이 항진되어 몸이 지쳐 버린 것이다. 이 렇게 될 경우 신체를 양육하고 원천적 치유 기능을 하는 원시뇌가 잔 뜩 위축되어 제 역할을 다하지 못하게 된다.

암은 이런 상황에서 인체의 에너지 선순환 체계가 망가져 고개를 내밀게 된다.

암은 에너지 난조의 대표적 케이스다. 에너지 반란이라 해야 할 것 이다. 그러나 이런 반란을 가라앉히는 방법은 의외로 쉬울 수 있다. 그 에너지의 힘을 끊어 버리는 것이다. 긴장과 스트레스를 원천적으로 내려놓으면 그 힘이 끊어진다. 그때부터 본격적이며 자율적인 치유가 시작된다.

두 환자에게 최대한 정성들여 상담해 주었으나, 이를 받아들여 실 천하느냐 마느냐 하는 것은 그들 몫이다. 나는 그들이 마음의 작용을 잘 실천해 병의 질곡으로부터 완전히 빠져나오기를 바라고 있다.

• 대사성질환 환자

차인목 씨(52세)는 쉰을 갓 넘은 나이지만 같은 연령의 사람들에 비해 10년 이상 늙어 보인다. 고지혈증과 고혈압, 당뇨, 협심증 등이 겹친 대사성 질환이 그의 건강을 갉아먹었다. 벌써 10년째 그 질환으로 고생하고 있다. 병원 약을 한 줌씩 복용하며 버텨 왔지만 근본 치료가 되지 않는다고 했다. 그러던 중 인터넷에서 나에 관한 정보를 접하고 상담차 연구소를 내방했다.

마주 앉아 이런저런 대화를 나누는 과정에서 나는 그의 성향을 대충 간파할 수 있었다. 그는 명예욕과 출세욕이 상당한 사람이었다. 물질적이며 현실적인 것을 좋아했고, 시간 날 때마다 여행을 즐겼다. 건강이 그렇게 안 좋은데도 거의 매일 소주를 마셨고, 담배도 끊지 않았다. 또 여자를 지독히 밝혔다. 그가 해외여행을 떠나는 것도 여자 사냥(?)이 주목적이었다. 발기부전 증세가 있었지만, 비아그라를 복용하며 버틴다고 했다. 생각과 관심이 한없이 밖으로 향하는 사람이었고, 그렇게 바깥 세계에서만 해답을 얻으려 하고 있었다.

그가 나를 찾아온 것은 기존의 세계에 한계를 느껴 새로운 바깥 세계에서 탈출구를 찾아내기 위해서였다. 한참 동안 자기 말만 늘어놓다가 그가 길게 한숨을 토해 내며 물었다.

"그런데 어쩌지요? 아무리 찾아다녀도 인생의 갈증을 해소할 수 없으니 말입니다. 병원도 문턱이 닳도록 드나들었지만 건강이 좋아지질 않네요. 좋은 방법이 없겠습니까?"

나는 그가 건강 상담을 하러 온 것인지, 인생 상담을 하러 들른 것인지 종잡을 수 없었다. 여자관계, 돈 문제, 출세 얘기 등을 주저리주저리 늘어놓고 해법을 알려 달라고 하니 무슨 대답을 할 수 있겠나. 나는 잠시 헛웃음을 지을 수밖에 없었다.

가만 생각해 보니 그의 병은 그 자신에게서 유래하고 있다는 판단이 들었다. 노자(老子)의 말대로 관심이 한없이 밖으로만 향하기 때문에 내 안의 영지(英知)로부터 점점 더 멀어지고 있는 것이다. 다른 관심사는 차치하더라도 질병을 고치는 자세부터 그래서는 안 된다.

나는 그에게 지금까지의 생각 패러다임을 대폭 바꿔, 앞으로는 내면의 소리에 귀 기울여 줄 것을 당부했다.

"내면이라면? 안으로 어떻게 하라는 건가요?"

그가 의심의 눈초리로 물었다.

"바깥으로 향하던 관심을 차단하고 내면 여행을 떠나는 겁니다. 내 안에 훨씬 더 놀랍고 아름다운 세계가 있어요. 거기서 치유의 힘도 올라옵니다."

나는 태초건강법의 실천 방법과 그 효과에 대해 거의 두 시간에 걸쳐 소상히 설명해 주었다. 환자들의 치병 사례도 여러 가지 들려주면서, 이 건강법을 활용하면 어수선한 마음이 정돈되고 그동안 끈질기게 따라다닌 대사성질환도 기세가 약화될 것이라고 말해 주었다.

그는 반신반의하는 듯한 시선을 거두지 못했다.

"말씀은 자세히 잘 들었지만 마음에 충분히 와 닿진 않네요. 좀 더 쉽게 이 건강법을 터득할 수 있는 방법은 없나요? 말하자면 건강식품이나 약을 먹듯이 쉽게……."

나는 이 대목에서도 그의 기질이 여지없이 묻어나와 실소를 금할 수 없었다. 어떻게 비물질, 에너지 세계의 치료법을 물질적 사고로만 접근하는가? 이것이야말로 환자와 상담자 간의 큰 엇박자이다. 이럴 때 상담자와 환자는 서로 알아듣지 못하는 외국어로 대화하는 것과 같다. 나는 길게 한숨이 나왔다. 진을 다 빼듯이 있는 힘을 다해 설명했는데 고작 나온 반응이 이것이라니…….

그러나 그 사람 탓할 일만은 아니다. 현대사회의 기계적이고 물질적인 세계관이 현대인들을 대부분 그런 유형의 인간으로 탈바꿈시켰다. 그로 인해 상담할 때 그와 유사하게 반응하는 이들을 종종 만나게 된다.

어떤 환자는 전심전력으로 설명해 주었는데, 내 이야기를 다 듣고 나서 심드렁하게 한마디 내뱉었다.

"그래서 어쨌단 말입니까?"

나는 헛김이 빠졌다. 달을 가리켰는데 달은 보지 않고 손가락만 바라보는 형국이다. 상담자는 환자가 이런 반응을 보일 때 가장 힘이 든다.

또 다른 환자는 함께 들른 친구를 가리키며 말했다.

"제 병보다 이 친구 병을 먼저 고쳐 주세요. 이 친구, 척추관협착증으로 고생하고 있어요. 고쳐 주시면 선생님 말씀을 정말 믿을게요."

나는 어이가 없어서 대꾸했다.

"이 방법은 내가 환자분을 고쳐 주는 게 아닙니다. 환자분 스스로 내면에서 변혁을 일으켜 병을 고치는 거예요. 위대한 의사는 환자분 몸 안에 있단 말입니다."

"하여튼 잘 모르겠고요. 선생님이 이 친구 질병을 먼저 치료해 주세요. 그렇게 해서 효과가 나지 않고는 인정 못할 것 같습니다."

현대 의학적 치료방법이 얼마나 심하게 세뇌를 시켰기에 환자가 이 모양인가. 나는 잠시 절망감을 곱씹을 수밖에 없었다.

그러나 환자들의 반응이 그 지경이더라도 희망이 아예 없는 것은 아니다. 대사성질환 환자 사례가 이를 입증한다.

차 씨는 그 뒤에도 내 연구소를 여러 차례 방문했다. 그럴 때마다 자신의 영웅담을 늘어놓기에 바빴다. 동남아 여행길에 오토바이를 타고 비포장 시골길을 따라 하루에 250㎞나 날아가듯 달려갔던 일, 하룻밤에 여자 둘과 밀회를 즐긴 이야기 등 기이한 경험담들이 쏟아져 나왔다.

그렇게 이야기하는 그의 폭삭 늙은 얼굴 가득 세월의 강이 흘러 형성된 굵은 주름살들이 출렁이고 있었다.

그러던 그에게서 비보가 전해졌다. 전신이 굳어지고 통증이 심해져 아예 집 밖으로 나갈 수 없게 된 것이다. 나는 그의 집을 방문했다. 그는 거실 소파에 비스듬히 누워 절망 어린 얼굴빛으로 나를 맞이했다.

나는 이때다 싶었다. 누구든 절망감이 심해지면 답을 찾아내게 된다. 지푸라기라도 움켜쥔다. 나는 굳어진 그의 복부를 만지며 말했다.

"모든 것을 다 내려놓으세요. 그리고 여기 배 부분이 물결처럼 꿈틀거리는 것을 상상해 보세요. 그러면 실제로 그렇게 되는 수가 있어요."

그는 긴가민가한 표정으로 내 충고를 따랐다. 그러나 배에서 아무런 반응도 일어나지 않았다. 나는 포기하지 않고 처음부터 다시 가르친다는 마음으로 이 건강법의 실천 방법을 반복해서 알려 주었다.

그리고 돌아와 며칠 지났을 때였다. 그에게서 전화가 걸려 왔다. 내가 말한 대로 실천하고 또 실천했더니 갑자기 복부가 꿈틀거리기 시작했다는 것이다. 그러면서 시원한 느낌이 배를 관통해 굳어졌던 뱃살이 유연하게 풀렸고, 이제야 살 것 같은 생각이 들더란 얘기였다.

그날 이후 그는 태초건강법을 날마다 실천해 건강이 어느 정도 호전되었다. 물론 그는 아직 이 건강법의 고수가 된 것이 아니다. 몸 몇 곳에서 부분적으로 일어나는 자율적 진동으로 일정 부분 치유 효과를 보고 있는 것이다.

그가 이 건강법을 자유자재로 구사할 수 있는 수준이 되려면 더 노력해야 한다. 하지만 이 정도만으로도 일단 위기에서 탈출했으니 그에게 희망이 성큼 다가선 셈이다.

비물질, 에너지 세계에 대한 이해도가 전혀 없던 환자도 살기 위해 노력하고 실천하다 보면 이 건강법을 어느 정도는 터득할 수 있음을 이 사례를 통해 경험하게 되었다.

투병 수기

내음은 어느 특이한 환자의 투병 수기다. 자그마치 37가지 난치병이 그의 육체를 공격했는데도 그는 죽지 않고 살아남았다. 지금은 환갑이 넘은 나이인데 매우 건강하다. 태초건강법이 그를 결정적으로 살려 냈다. 요즘 그는 자신의 경험을 바탕으로 난치병 환자들의 치유를 돕는 일에 헌신하고 있다.

37가지 난치병을 고쳤다

내 몸은 평생 동안 만병의 집합소 같은 처지였다. 온갖 질병들, 그 가운데서도 병원에서 제대로 고치지 못하는 것들이 내 육체에 끊임없이 따라붙었다.

내가 앓았던 질환들을 머리부터 아래로 내려가며 열거해 보겠다.

'뇌전증, 뇌경색, 경도인지장애, 군발두통, 비문, 이명, 비염, 갑상선기능항진증, 목디스크, 오십견, 석회화건염, 천식, 폐결절, 기흉, 고혈압, 협심증, 손목결절종, 담낭용종, 위궤양, 십이지장궤양, 허혈성장염, 과민성대장염, 대장선종, 허리디스크, 발기부전, 전립샘비대증, 고환암, 치질, 치루, 요로결석, 베체트병, 퇴행성무릎관절염, 발목관절염, 좌측하지마비, 만성피로증후군, 섬유근육통, 자율신경실조증.'

무려 37가지로, 대부분 고질적인 질환들이다, 이외에도 이 몸을 거쳐 간 소소한 질병들은 일일이 다 기억하기 어려울 정도로 많다.

소소한 질병들을 제외하고 여기 밝힌 병명들만 훑어보더라도 보통 사람들은 놀라지 않을 수 없을 것이다. 이들 중 한두 가지만 따라다녀도 매우 고통 받게 되기 때문이다.

그런데 하물며 37가지 병마가 괴물처럼 덮쳤는데도 죽지 않고 지금까지 이렇게 잘 살고 있다. 이는 뭐니 뭐니 해도 태초건강법 덕분이라고 자신 있게 말할 수 있다. 이 건강법이 아니었더라면 나는 이미 오래전 뒷산 잔디밭 아래 들어갔거나, 유골 분말로 산천에 흩어져 사람들의 기억에서 멀어졌을 것이다.

물론 위의 질병 모두를 태초건강법이 해결해 준 것은 아니다. 개중에는 일부 저절로 치유된 것이 있고, 좋은 한약을 먹어 해결된 것도 있다. 하지만 내가 그렇게 발호한 많은 질병들의 기세를 꺾은 것은 태초건강법을 터득한 게 결정적 계기가 됐음은 불문가지다. 이 건강법은 내게 새까맣게 몰려온 적병들을 무찌르는 데 도움을 준 훌륭한 병장기와 같다.

• 뇌전증

뇌전증은 내 인생을 휘청거리게 한 대표적 질환이다. 나는 길거리에서 의식을 잃고 쓰러지기도 했으며, 오랜 세월 남모르게 치솟는 구역질을 감당해 내야 했다. 길을 걷다가 현기증과 함께 주위 건물들이 빙글빙글 돌거나 옆으로 누워 나도 함께 쓰러진 것이 몇 차례인지 모른다. 병원 의사는 약을 10년 정도 먹어야 한다고 했다. 그런 뒤 약을 끊을 수 있는데, 끊고 나서도 재발 확률이 높아 완치를 장담할 수 없다고 했다.

나는 충격을 받았지만 약을 먹지 않고 버텨 보기로 했다. 약을 오래 복용하면 부작용이 생기지 않을까 우려된 데다, 꾸준히 복용한다고 해서 완치가 담보되는 것도 아니었기 때문이다. 나는 현기증과 구역질 등으로 인한 절망감을 가라앉히며 어렵게 사회생활을 하고 있었다.

행운의 여신이 도왔는지 시간이 지나면서 증세가 점차 완화됐다. 시나브로 자연 치유되어 간 것이다. 하지만 완치된 것은 아니었다. 여러 해가 흐르도록 소소한 뇌전증 발작이 따라다녀 나는 여전히 불안한 생활을 하고 있었다.

그 무렵 나를 구제해 준 것이 태초건강법이다. 나는 뇌 안에 진동을 무게감 있게 일으켜 그 힘으로 뇌 근육 주무르는 역량을 배양할 수 있었다. 어느 때는 뇌 근육이 꼼지락거리며 움직이는 것을 느낄 수도 있었다. 이 같은 뇌간 진동을 반복적으로 해 주자, 뇌의 혈류가 개선되고 염증이 빠져나가는 등 뇌의 면역 환경이 개선되면서 증상이 사라져 버렸다. 생각건대, 간질은 어쨌든 뇌병변인데, 면역환경 개선으로 병변이 치유되면서 증세가 사라진 것으로 보인다.

● 협심증

나는 한때 협심증으로 가슴이 쥐어짜듯 아프고 무언가로 쿡쿡 쑤시는 것 같은 느낌이 나타나기도 했다. 협심증은 심장을 둘러싸고 있는 관상동맥이 좁아지거나 쪼그라지는 등 폐색되어 생긴다. 좁아진 혈관 탓에 혈류가 원활히 흐르지 못하는 것이 원인이다.

이 질환은 혈관이 막혀 돌연사를 초래할 수 있으므로 병원에서는 스텐트를 삽입해 좁아진 혈관을 넓히는 수술을 한다. 나는 이런 방법을 택하는 대신 심장 이완을 바탕으로 한 태초건강법에 몰두했다.

협심증이나 심근경색증 등의 심장질환은 처음에 마음에서 시작했다가 오랫동안 마음의 작용이 잘못돼 육체의 병으로 드러나는 것이다. 스트레스 등으로 오랜 세월 상해 있던 심장은 마치 감옥에 갇힌 사람처럼 고통받는다. 따라서 감옥 같은 상황에서 해방시키는 것이 치료의 지름길이다. 깊게 들어가는 이완이야말로 이에 대한 정답이란 사실을 나는 깨닫게 되었다.

몇 달 동안 심도 있게 전신 이완을 해 주면서 심장 부위에 부분 이완을 집중했다. 이와 함께 심장을 중심으로 한 상반신 전체에서 진동을 유발했다. 그러자 진동이 묵직하게 일어나 심장을 감싸고 쥐락펴락하는 현상이 발생했다. 이런 현상은 며칠째 계속되더니 어느 날부터 심장 부위의 통증이 느껴지지 않게 되었다. 폐색됐던 관상동맥이 이완과 진동 덕분에 세포 재생을 되풀이하면서 상당 부분 복구돼 증세가 개선된 것으로 보인다.

• 위·십이지장궤양

위궤양과 십이지장궤양도 협심증처럼 중첩된 스트레스가 원인인 경우가 많다. 나는 직장생활을 하는 동안 파도처럼 밀려오는 많은 업무와 승진 등의 문제로 여러 해 동안 무거운 스트레스를 안고 살아야 했다. 가정적으로도 불행한 일이 뒤따라 스트레스가 겹쳤다.

어느 날 끊임없이 올라오는 신트림과 명치끝 통증으로 병원을 내원했다. 의사는 내시경 등 각종 검사를 한 다음 위·십이지장궤양이라고 진단했다. 나는 의사가 약을 두 달 치 처방해 주고 열심히 복용하라고 해서 그대로 따랐다. 그런데 약을 다 먹고 다시 검사받은 결과 병세가 전혀 나아지지 않았다. 의사도 고개를 갸우뚱거리기만 할 뿐 뚜렷한 해결책을 내놓지 못했다.

그 무렵 나는 마침 태초건강법을 서서히 실천하는 단계에 진입하고 있었다. 나는 마음으로 인해 생긴 질병을 약으로 해결하는 데는 한계가 있겠다고 판단하고 태초건강법을 적용하는 쪽으로 방향을 선회했다. 전신을 이완하고 복부를 한 번 더 깊이 이완한 다음 복부 전체에 뜨뜻한 느낌, 묵중한 느낌, 진동 같은 마음약을 부여했다. 그러자 묵중한 느낌이나 뜨뜻한 느낌이 일어나 장기를 위무하듯 감싸는 현상이 나타나곤 했다. 어느 때는 잔잔하거나 거센 진동이 일어나 복부를 시르고 지나다니기도 했다.

태초건강법이 본격화하면서 궤양 증세는 차도를 보이기 시작했다. 명치끝 통증이 사라지고 늘 불편하던 복부가 편안해진 것이다. 그 얼마 후 직장 정기건강검진 결과 위와 십이지장의 궤양이 아문 것으로 나타났다. 이 같은 경험을 통해 약보다 더한 치료 효과는 전적인 긍정의 마음에서 나온다는 사실을 나는 깨달았다.

위에 적은 다른 장기 관련 질환들도 협심증이나 위·십이지장궤양과 유사한 방법으로 치유할 수 있었음을 밝힌다.

• 담낭용종

담낭용종은 지름이 0.9㎝로 위험한 상황이었다. 병원에서는 1㎝를 초과하면 암으로 전환될 가능성이 크므로 쓸개 전체를 떼어 내는 수술을 하게 된다. 이렇게 해서 '쓸개 빠진 사람'이 된다. 나는 위험이 바짝 도래한 담낭용종의 크기를 태초건강법으로 0.3㎝까지 줄여 놓았다.

방법은 간과 담낭이 위치한 상복부 깊숙한 곳으로 치유 에너지를 몰고 다닌 것이다. 특히 진동이 신체 한쪽에서 자율적으로 일어나게 해 이를 전신으로 확대한 다음, 그 여세를 간과 담낭 부위로 밀고 들어가곤 했다. 이렇게 하자 환부를 무언가 따스한 진동이 에워싸기도 했고, 기분 좋은 자극이 그곳을 지나다니기도 했다.

이 같은 치유 작업을 한동안 계속한 뒤 정기건강검진을 받게 되었다. 그 결과 용종의 크기가 대폭 줄어든 것을 발견할 수 있었다. 나는 외과적 수술을 하지 않고도 이렇게 혹이 작아질 수 있는 것을 보고 태초건강법에 다시금 감탄했다.

• 고혈압

나는 30대 후반부터 고혈압으로 고생을 많이 한 사람이다. 고혈압을 치료하기 위해 안 해 본 것이 거의 없을 정도다. 병원 약은 2개월 정도 복용했지만 몸에 맞지 않아 복용을 그만두었다. 무엇보다 평생 약을 먹어야 한다는 의사 말에 진저리가 났다.

나는 직접 침술과 쑥뜸을 배워 내 몸에 적용해 보기도 했고, 조깅과 등산 등 운동요법도 부지런히 실천했다. 이런 방법들은 고혈압 완화에 어느 정도 도움이 되긴 했지만 이를 원천적으로 치료하는 데는 한계를 드러냈다.

그러다가 터득한 태초건강법이 내게 구세주가 되었다. 고혈압은 몸에 알게 모르게 걸려 있는 부정적 에너지의 압력이다. 특히 목과 뒷덜미, 등판, 머리, 어깨 등에 이런 압력이 걸려 있는 경우가 많다. 어느 때는 말로 표현하기 어려운 사기(邪氣)가 전신을 관통해 기운이 쭉 빠지고 식은땀이 나기도 한다. 이런 압력을 흩어 버리고 탁기를 밀어내면 혈압이 정상화된다.

나는 등과 어깨, 뒷덜미 등에 걸린 어떤 비정상적인 느낌을 이완과 잔잔한 진동 부여를 통해 달래듯이 밀어내었다. 이 방법을 몇 차례 적용하자 고혈압은 금세 정상화되었다. 요즘도 혈압이 올라 컨디션이 이상해질라 치면 즉시 이 방법을 이용해 문제를 해결하곤 한다.

이렇듯 진동 유도만으로도 정상화할 수 있는데, 오늘날 많은 사람들이 약에 의존해 고혈압을 통제하는 것을 보면 안타까움을 금할 수 없다.

● 베체트병

한편 나는 페니스의 피부가 갈라지는 이상한 질병으로 한동안 고민을 거듭해야만 했다. 귀두 근처의 피부가 면도날에 베인 것처럼 갈라져 따끔거리고 진물이 나왔다. 성기에 난 질병이어서 가족 등 주위 사람들과 상의하기도 난처했다.

비뇨기과 의사를 찾아가 상담했더니 접촉성피부염이라고 했다. 나는 어이가 없었다. 최근에 아내와도 성적으로 접촉한 사실이 없는데 무슨 황당한 말인가.

하지만 나는 의사 앞에 을(乙)의 처지였으므로 그가 처방해 준 대로 약을 받아다 복용하는 수밖에 없었다. 약을 먹은 결과는 혼란스러웠다. 차도가 있는 듯하더니 금세 재발되었다.

의사를 다시 찾아가자 그는 똑같은 약을 처방해 주었다. 이렇게 다섯 차례를 찾아가도록 의사는 같은 처방을 해 주었고, 증세는 개선되는 듯하다가 다시 원점으로 돌아가곤 했다. 나중에 의사는 자기로선 더 이상 방법이 없다며 손을 들었다.

곰곰 생각해 보니 이 병은 정력 감퇴와 만성피로 등으로 인한 전신 쇠약이 원인인 것으로 판단되었다. 정말 그것이 원인이라면 병원에서의 치료 시도는 그야말로 헛발질과 다름없었다.

나중에 안 사실이지만 그 병은 베체트병이란 희귀병이었다. 이는 입안과 성기 및 그 주변부가 헐어 진물이 나오는 질환이다. 이 병의 원인은 아직 정확히 밝혀지지 않았다. 따라서 현대의학에서도 명쾌한 치료법을 제시하지 못한다.

나는 태초건강법으로 전신의 피로를 푸는 데 집중했다. 그리고 아침저녁으로 온몸을 릴렉스 한 상태에서 전신진동을 부여해 그 잔잔한 치유의 힘으로 몸 곳곳의 만성염증을 밀어내었다. 그런 방법으로 막힌 곳도 모두 찾아내 뚫어 주었다. 또 하복부와 사타구니와 허벅지 안

쪽으로 묵직한 진동을 키워 올려 지니고 있곤 했다. 이런 노력을 반복하자 전신이 매우 가벼워졌고, 쪼그라져 있던 페니스의 발기력이 크게 향상되었으며, 약화했던 정력도 꿈틀꿈틀 올라왔다.

놀라운 일은 그 덕분에 페니스 피부의 갈라짐 현상이 감쪽같이 사라진 것이다. 그 후로 태초건강법 적용을 지속한 덕분에 베체트병 증세는 다시 고개 들지 않았다. 결국은 성 기능과 관련한 면역력 약화가 이상 증세를 초래했던 보인다. 나는 이처럼 병원이 치료하지 못하는 희귀병도 스스로 물리치는 기록을 세웠다.

● 고환암

내게 고환암은 기존 고환과 비슷한 크기로 왼쪽 고환 옆에 돌출해 있었다. 이로 인해 손으로 만지면 마치 고환이 둘이 아닌, 세 개 있는 것처럼 여겨졌다.

일반적으로 암은 스트레스 등으로 농축된 부정적 에너지가 큰 원인이다. 그 에너지가 강성해 환부에 삐딱하게 걸려 있고, 암세포는 그 에너지를 먹고 자라는 것으로 추측된다. 따라서 가장 좋은 치료법은 적극적인 이완을 통해 부정적 에너지의 기세를 꺾어 놓는 것이다. 그러면 암은 부정적 에너지를 공급받지 못해 힘을 잃게 된다.

그 위에 뜨뜻한 기운 같은 치유 에너지를 밀어 넣으면 암 덩이는 마치 봄 햇살에 녹는 얼음덩이처럼 점점 쪼그리들게 된다. 나는 이 같은 방법으로 고환암도 어렵지 않게 치유할 수 있었다. 현재는 고환암의 잔존물만 왼쪽 고환 옆에 남아 있으며, 그것이 다시는 자라나지 않는다.

• 목·허리디스크

목·허리디스크는 튀어나온 추간판을 외과적으로 수술하듯 제자리로 돌려놓지는 못했지만 생활에 불편이 없을 정도로 잘 다스리며 살고 있다. 방법은 경추와 요추를 오가며 척추 전체에 뜨뜻한 느낌이나 묵직한 진동을 일으키는 것이다. 그런 느낌이 척추를 따라 오르내리게 하면 척추의 병변이 상당 부분 정돈된다. 억눌려 있던 척수신경이 정돈되고, 염증성 물질이 빠져나간다. 때로는 돌출해 있던 추간판이 뿌드득 소리를 내며 들어가 시원한 느낌이 뒤따르기도 한다. 그런 뒤 자리를 털고 일어나면 척추의 통증과 불편이 사라진 것을 알 수 있다.

가끔 시간을 내어 이 같은 작업을 해 주면 디스크 고통에서 벗어날 수 있다. 또 이렇게 치유 에너지를 정성스레 적용하면 그 영향으로 전신의 장기와 근육, 관절 등의 건강도 증진된다.

• 섬유근육통

섬유근육통 환자의 고통을 일반인들은 잘 헤아리지 못한다. 송곳으로 어깨를 찌르거나, 온몸에 석유를 뿌리고 불을 붙인 것 같다고 말하면 믿어지겠는가. 이 질병에 걸린 환자들은 실제로 그렇게 무시무시한 통증을 호소하곤 한다. 뚜렷한 치료법이 없어 고통을 견디다 못해 자살하는 환자들도 종종 볼 수 있다.

물론 섬유근육통 환자들이 모두 어마어마한 고통 속에 살아가는 것은 아니다. 나의 경우 통증이 엄청나지는 않았다. 다만 나는 아침에 일어날 때 전신의 근육과 관절이 뻣뻣해져 있고 목, 어깨, 허리, 대퇴골 등에서 통증이 일어나는 것이 문제였다.

나는 이 골치 아픈 질병을 다스리기 위해 자율적으로 일어나는 전신진동을 활용했다. 다행히 아침마다 잠자리에서 유도하는 전신진동은 굳어진 근육과 관절을 깊은 부분까지 부드럽게 풀어 주었고, 근골격계의 통증을 전반적으로 몰아내는 데 최고의 천연약이 돼 주었다.

섬유근육통은 태초건강법으로도 완치할 수 없다. 다만 이 건강법은 이를 효율적으로 통제할 수 있게 도와준다. 나는 이렇게 함으로써 건강한 사람과 다름없는 일상을 영위하고 있다. 이렇듯 태초건강법을 통해 심신을 우주적 질서 속에 편입시키면 몸이 최고의 질서와 조화를 회복하며 질병이 물러가게 된다.

질병 치료에 코페르니쿠스적 발상 전환이 필요하다

태초건강법이 만능은 아니다. 인간이 완전한 건강을 실현하기 위해서는 마음 치유 외에 식생활을 조화롭게 하고, 운동도 적절히 하는 노력이 요구된다. 매일같이 질 좋은 수면을 이루고, 아침에 일찍 일어나 활동하며, 햇볕을 적당히 쬐는 등 자연계의 동물들처럼 대자연의 운행에 반하지 않는 삶을 영위해야 한다.

그럼에도 불구하고 이 책에서 태초건강법의 필요성을 강조한 것은 현대인의 건강 관심이 지나치게 바람직하지 않은 방향으로 기울어 있기 때문이다.

사람들은 몸에 무슨 이상이 생겼다 싶으면 반사적으로 병원으로 달려가고, 건강식품이나 보약을 챙겨 먹는다. 심신을 편안히 하고 자신을 반성하며, 내면 의사에 치유를 맡길 생각을 거의 하지 않는다. 내 안에 자율적 치유 프로그램이 내장돼 있다는 사실을 대부분 알지 못하며, 알려고 하지도 않는다.

그러는 사이 현대 의료산업과 제약산업은 그 부피를 공룡처럼 키웠다. 임상실험 등 과학적 근거에 기반한 치료임을 내세워 환자들을 모두 병원과 약에 의존케 한다. 병원 검사와 약 복용을 남용하는 의료 과잉이 큰 문제로 대두되고 있다. 심하게 말하면 환자들이 의사와 약사의 숙주(宿主)가 된 것 같다는 느낌을 지울 수 없다. 현대인의 불행이 여기에 있다.

단언컨대 이 같은 불행으로부터 탈출하기 위해서는 내 안에 자율적 치유 능력이 있음을 하루빨리 깨닫고 이를 운용하는 도리밖에 없다. 이를 위해 하루속히 태초건강법을 터득할 필요가 있다. 그렇게 할 때 육체가 카오스에서 코스모스 상태로 변화해 질병이 다스려진다.

그러나 사람들은 이구동성으로 태초건강법을 배우기가 어렵다고 토로한다. 한편으로 이해되는 말이다. 그동안 그들이 약이나 수술 등 물리적, 기계적 방법 외의 치료법은 생각해 본 바 없을 것이기 때문이다.

하지만 다른 한편으로는 이해가 되지 않는다. 과연 이러한 건강법에 대해 그동안 얼마나 관심을 가졌는가. 이를 실천하기 위해 제대로 노력을 해 보기는 한 것인가.

테니스 라켓을 잡아도 몇 년은 걸려야 이 스포츠가 몸에 익는다. 골프나 수영 등 다른 운동도 마찬가지다. 외국어도 몇 년간은 부지런히 공부해야 비교적 자유롭게 말할 수 있다. 태초건강법도 이와 다르지 않다. 일정 기간의 노력이 뒷받침되지 않으면 결코 자신의 것으로 만들기 쉽지 않다.

물론 배운 당일에 이 건강법을 터득하는 사람도 있기는 하다. 매우 드물지만 실제 그런 환자를 필자는 몇 명 만났다. 그러나 이는 상당히 예외적인 경우다. 보통은 적어도 몇 달 이상 꾸준히 노력해야 한다. 그리고 이 건강법을 체험했더라도 그 후 한동안 검법을 익히듯 확신과 믿음을 갖고 실력을 향상시켜야 한다. 그래야만 필요할 때 자유자재로 휘두를 수 있는 건강의 보검이 된다.

이제부터는 병을 바라보는 시각과 질병을 고치는 방식이 획기적으로 달라져야 한다. 의학을 바라보는 관점에 코페르니쿠스적 전환이 일어나야 한다. 내 안의 자율적 치유 프로그램을 가동시켜 병을 치료하는 방법이 널리 확산돼야 한다. 이를 위해 사람들, 특히 환자들의 의식이 크게 전환돼야 한다.

또 사회적으로 큰 변화가 일어나, 병원과 약국에 대한 의존도가 대폭 낮아지는 세상이 열려야 한다. 이와 함께 기존 의료 시스템을 대체할 수 있는 곳, 이를테면 내 안의 자율적 치유 프로그램을 통해 건강을 증진하는 길을 안내하는 곳들이 물결처럼 확산돼야 한다.

대부분 사람들이 한 점 의심 없이 천동설을 믿던 세상에서 코페르니쿠스는 끝까지 지동설을 주장하다 사회적으로 이단아 취급을 받았다. 현대 의료산업의 거대한 자본력과 권력 앞에 필자도 한낱 코페르니쿠스 신세로 전락할 수 있다.

　그러나 나는 코페르니쿠스가 그러했듯 손바닥으로 하늘을 가릴 수 없다. 코페르니쿠스에 이어 갈리레오 갈릴레이(Galileo Galilei)가 천동설에 반대해 "그래도 지구는 돈다"고 말했던 것처럼 나도 목소리를 높이지 않을 수 없다.

　"그래도 내 안에는 태초의 자율 치유 프로그램이 작동되고 있다!"

　이것은 만고의 진리다. 다만, 물리적 치료에 경도된 인간과 돈 욕심에 눈먼 현대의료 권력이 이 불변의 진실을 받아들이지 못하고 있을 뿐이다.

참고 문헌

1 국가건강정보포털 의학정보, 네이버, 2019

2 『난치병 다스리는 진동요법』, 박중곤, 썰물과밀물, 2016

3 『난치병 치료하는 기적의 마음수술법』, 박중곤, 아라크네, 2018

4 『난치병 치유의 길』, 앤서니 윌리엄, 박용준 옮김, 진성북스, 2017

5 『腦內革命』, 하루야마 시게오, 반광식 옮김, 사람과책, 1995

6 『먹는 면역력』, 아보 도오루 & 겐미자키 사토미, 윤혜림 옮김,
   전나무숲, 2008

7 서울대학교병원 의학정보, 네이버, 2019

8 『암에 걸리지 않고 장수하는 30가지 습관』, 곤도 마코토, 홍성민 옮김,
   더난출판사, 2019

9 『우리 몸은 아직 원시시대』, 권용철, 김영사, 2017

10 자생한방병원 의학정보, 네이버, 2019

11 『통증박사 안강입니다』, 안강, GL Communication, 2018

12 『항암식탁 프로젝트』, 대한암협회 & 한국영양학회, 비타북스, 2009

13 『Autogenic Training Developed by Dr. Schultz, J. H. : A Gentle Way
   to Relax』, Rainer Tameling, Independently published, 2017

14 『Dr. Dean Ornish's Program for Reversing Heart Disease』, Dean
   Ornish, Ballantine Books, 1996

15 『Getting Well Again』, O. Carl Simonton & Stephanie M. Simonton &
   James L. Creigton, The Bantam Dell Publishing Group, 2009

16 『How Your Mind Can Heal Your Body』, David Hamilton, Hayhouse,
   2008

17 『Mind as Healer, Mind as Slayer』, Kenneth R. Pelletier, Delta, 1977

18 『Mindfulness for All : The Wisdom to Transform the World』,
   Jon Kabat-Zinn, Hathette Books, 2019

19 『The Stress of Life』, Hans Selye, McGraw-Hill Education, 1978